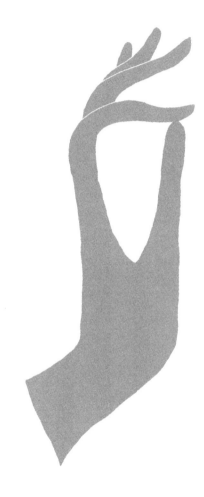

MUDRA : LE YOGA DES DOIGTS

圖解手印瑜伽

Wellness 14

圖解手印瑜伽

原文書名　Mudra : Le yoga des doigts
作　　者　茱莉葉・都瑪（Juliette Dumas）& 洛卡娜・松赫葛黑（Locana Sansregret）
插　　圖　克萊蒙汀・都・彭塔維斯（Clémentine du Pontavice）
譯　　者　黃詩雯

總 編 輯　王秀婷
主　　編　洪淑暖
版　　權　徐昉驊
行銷業務　黃明雪、林佳穎

發 行 人　涂玉雲
出　　版　積木文化
　　　　　104 台北市民生東路二段 141 號 5 樓
　　　　　電話：(02) 2500-7696 ｜ 傳真：(02) 2500-1953
　　　　　官方部落格：www.cubepress.com.tw
　　　　　讀者服務信箱：service_cube@hmg.com.tw
發　　行　英屬蓋曼群島商家庭傳媒股份有限公司城邦分公司
　　　　　台北市民生東路二段 141 號 11 樓
　　　　　讀者服務專線：(02)25007718-9 ｜ 24 小時傳真專線：(02)25001990-1
　　　　　服務時間：週一至週五 09:30-12:00、13:30-17:00
　　　　　郵撥：19863813 ｜ 戶名：書虫股份有限公司
　　　　　網站：城邦讀書花園 ｜ 網址：www.cite.com.tw
香港發行所　城邦（香港）出版集團有限公司
　　　　　香港灣仔駱克道 193 號東超商業中心 1 樓
　　　　　電話：+852-25086231 ｜ 傳真：+852-25789337
　　　　　電子信箱：hkcite@biznetvigator.com
馬新發行所　城邦（馬新）出版集團 Cite（M）Sdn Bhd
　　　　　41, Jalan Radin Anum, Bandar Baru Sri Petaling, 57000 Kuala Lumpur, Malaysia.
　　　　　電話：(603) 90578822 ｜ 傳真：(603) 90576622
　　　　　電子信箱：cite@cite.com.my

國家圖書館出版品預行編目（CIP）資料

圖解手印瑜伽 / 茱莉葉.都瑪(Juliette Dumas), 洛卡
娜・松赫葛黑(Locana Sansregret)著；萊蒙汀.都.彭
塔維斯(Clémentine du Pontavice)插畫；黃詩雯譯.
-- 初版. -- 臺北市：積木文化出版：家庭傳媒城邦分
公司發行, 2020.08
面；　公分. -- (Wellness；14)
譯自：Mudra : le yoga des doigts
ISBN 978-986-459-239-5(平裝)
1.瑜伽

411.15　　　　　　　　　　　　　　109009547

Mudra : Le yoga des doigts
Conception graphique: Delphine Delastre
© Flammarion, Paris, 2019
This copy in Complex Chinese can be distributed and sold Worldwide including Taiwan, Hong Kong and Macao, but
excluding PR China.
Chinese (complex characters) edition : © Cube, 2020

封面完稿　張倚禎
內頁排版　薛美惠
製版印刷　上晴彩色印刷製版有限公司

2020 年 8 月 4 日　初版一刷
初版印量　2500 冊
售價　NT$480
ISBN　978-986-459-239-5

圖解 手印瑜伽

茱莉葉‧都瑪（Juliette Dumas）& 洛卡娜‧松赫葛黑（Locana Sansregret）著

克萊蒙汀‧都‧彭塔維斯（Clémentine du Pontavice）插圖　　黃詩雯 譯

積木文化

注意事項

本書只單純作為資訊來源。
書中所含資訊不可取代專業醫療意見，在從事任何新的練習計畫、健身運動、飲食控制或是節食，或所有其他健康相關活動前，均須諮詢醫療專業人士。

本書資訊不可取代正式藥物。

本書作者基於本書的主題，建構出相關資訊。本書作者
不為其提供資訊的不良闡釋或是不良使用負責。

作者保證此著作有最高的完整度及精確性。本書目的在於教育及提供資訊，應將其視為維持身體健康的輔助方法。

對於任何宣稱因本書內容指示而造成的人或物的損失、損害或傷害，本書作者一概不負責。

目錄

目錄

手印的簡易定義　8

存在超過三千年的手印　9

手印的構成、目的與啟發　10

手印的運作　16

手印的類別　17

生活中的手印　22

保羅·希尼雅克的〈菲力克斯·菲內翁的畫像〉　25

我的手印之旅　27

關於本書　29

如何使用本書　30

本書中的手印　32

整天都能派上用場的手印　39

管理與安撫情緒的手印　63

減輕日常疼痛的手印　153

讓生命更美好且隨時可練習的手印　187

手印及神靈　195

「萬物一體」的真言　197

手印索引　198

症狀索引　200

參考文獻　203

致謝　205

手印的簡易定義

手印是一種手指的精準姿勢。

有助於集中全身的能量,將其封存並引導其循環。

每根手指對應一個脈輪,分別對應五個能量中心:土、火、水、氣、空。

存在超過三千年的手印

手印在超過三千年前的「吠陀」（印度教聖經）中就已被提及。

「手印」一詞指的是以手指姿勢協助瑜伽修行的冥想練習。「自古即為人所知，手印藉由手勢及身體姿勢來表達許多精神狀態，如憂傷、喜樂、憤怒、平靜等。」

手印也代表以手勢作神聖敘事的、吠陀時代的祭司。手印與冥想的練習有關，而非與某一種宗教連結。這些手勢為神聖表現的象徵，亦可用來召喚神靈。

幾個世紀以來，手印多為醫療目的。某些研究人員以「神聖」、「神祕」或「神奇」的手勢來描述它們。

手印源自印度，但傳到許多不同的國家，印度成為精神學理的主要輸出者。所有偉大的哲學思想及信仰，都使用了精確的手勢來進行儀式。

「手印」（mudra）一字來自印度的古老語言 —— 梵文。其字義是「封印」，一種保護祕密的封印。過去，皇家印章會滴蠟在信封口作封印，因此機密信件只能由收件人閱讀。手印可以被解讀為與自己所立下的祕密協定：雙手表達自己的內在力量。另一種解釋是將字切成兩半：「mud」代表「喜悅」，而「ru」則是「引發」之意。

每隻手指在身體中各有功用及特定力量。
懂得運用這些力量的人，
便得以保持身體健康及心靈平靜。

手印的構成、目的與啟發

我們都設法⋯⋯

  要活得好，活得更健康，

  我們要方法、要程序、要觀念、要配方，要教練，甚至想要一枝魔杖。

  想得到立即的成果：就是現在，馬上就得見效。

  我們做出選擇，研究，尋找，跟著風潮走，投注金錢，保持信念，開始進行，停止，又重新開始，堅持下去，邁出一步，感到身體狀態很好，轉移注意力到別的事物⋯⋯我們總是要更多、更好。

但我們總是會遺漏以下兩點：

  1）腦袋說好，但身體不見得配合，又或者是相反的情況。想法與行動間存在著明顯的不平衡。

  2）只要我們還沒真正下定決心，或由衷地確信要朝著某個方向做出改變之前，沒有什麼是可以真正永續進行的。想要擺脫人的天性是不可能的。

但是，但是，但是⋯⋯

  如果能量可以在身體裡，以非常流暢的方式進行良好的循環，那麼各種結都會自動解開，且整體就能往好的方向發展。這是常識！

該怎麼做呢？

好消息是不用到遠處尋找答案，它就在自己身上。「你的雙手間擁有一切」，準確地說「你的指間就藏著寶藏」。

神聖手勢之手印

手印是一種非常強大的工具，它能調整呼吸節奏，並精準地引導情緒及心理狀態。有意識地練習手印，甚至能帶來治療的力量。

能量基本知識

手的每個部分，都可對應到身體或腦的某一區，且每根手指皆有對應的元素：土、水、火、氣、空。同時，在我們的身體裡有不同的能量流動，也就是「氣」（Vayu）。

練習手印得以讓這些連結及能量流動更強，且更具影響力，從而改變一個人心裡的壞習慣，及來自內心深處的不良建議。

噢，我的手印！

手印是手及手指的特殊姿勢。這些簡單且細膩的手勢，各具獨特的意義。

它讓我們利用十根手指將更多的能量帶入生活，促進能量在整個身體內，及針對某些特定部位的最佳循環。它引導並集中那些影響注意力、專注力、內在狀態、呼吸、情緒乃至意識狀態的能量。它能舒緩身體、心靈和特定問題。

手印能使我們和早已存在於體內的特定能量頻率保持緊密關係。它們能強力地作用於呼吸系統，且深入影響各方面，無論是呼吸的專注程度、品質、速度、吸與呼的比例上……

瘋狂愛上手印！

因為能很快地感受到效果，且若在練習手印時保持專注的話，更是

能立竿見影，因此我們常會很快地進入「瘋狂愛上手印」的狀態。手印藉由手及手指不同反射區的刺激，在身體及精神上的益處非常顯著。

在能量方面，手印能增強呼吸和能量在體內流動的意識。

在情緒方面，手印能安撫情緒、減輕焦慮，放鬆心情。

無處不在且所有人皆適用！

這裡提出幾個練習手印的建議，但並非硬性規定。最重要的是開始練習，並把重點放在手印帶來的益處。

每個人都要有一個用來練習手印的特定空間。捷運、飛機、候機室、海灘、辦公室……沒有空間限制，也沒有年齡限制。

對於純粹主義者而言，重要的是動作必須確實，有意識且專注地進行。

原文 *Prana*，指的是存在於身體內的生命能量。藉由練習手印，能啟動生命能量。身體愈是靜止不動，愈能成為內在安靜的場所，我們得以觀察到一切，特別是生命能量的流動。

需要證明嗎？

最好的證明就是自己！透過練習，你將體認到它的影響。你可以從本書中選擇合適的手印，在需要的時候進行練習。一開始，或許只是試試看，接著，持續練習，你將會感受到益處。

再接下來，它就會成為一種生活儀式、一種好習慣、一件包含在健康生活計畫中的事，又或是你的急救箱，也可以是為自身訂作的個人工具箱，在需要的時候派上用場。

一切由自己選擇。你是生活的主人，我們永遠需要如此提醒自己。

你是手印的主人

　　依每個人生理、心理、體質……等狀態不同，練習手印的經驗感受也會不同。練習手印的目的並非得到某種特殊感受，而是深度探索自身的感覺與知覺世界。

　　愈練習，愈能依本書所提供的手印組合出自己的「手印系列」。這並不是密集且受限制的訓練活動，而是由自己決定練習的節奏與頻率。你有如何使用手指的權力。隨時、隨地且在所有的情況之下，都能找到適用的手印。

對於重要的事，我們總是能找到時間

　　你確定沒有時間？確定有太多做不完的事情？然而，若你覺得練習手印，能帶來生活中期待的變化，儘管被時間追得喘不過氣，一定還是能找到合適的時間來練習。早點起床、重新安排行程、不用急著把工作趕完、把一些能等的事延後……每個人都可以找到空檔。讓人信服的最有力方法，就是直接練習手印及體驗其帶來的益處。如此一來，就能永遠找得到時間練習了。

　　別忘了將這個公式記在腦海裡：**多一點 ＝更好**。多多練習，每次練習**一點點**，通常就會帶來好的成果。若你已經注意到整體健康狀態得到提升，那麼就可以將練習的強度增加。

一天一個手印，但不需固定永遠每天一個

　　無須定義所謂好或壞的狀態，自己的身體，自己最清楚。全依自身當時的「能量狀態」來決定……

　　要「量測」這個能量狀態，想像一下，像是拍照的一瞬間。依照當下的感受，總有一個特別適合的手印……你「擁有自己的雙手」，是由自己來建立適合的能量循環，這時「傾聽自己的聲音」便十分重要。漸漸地，便能夠發展出傾聽能量的能力，且能夠適當地依發生的事件及需求來調整並做出平衡。

手印的黃金守則

1）不練習，就不會有效！

2）若是在練習時，有莫名不舒服的感受，無論是身體上、情緒上或
　精神上，請立刻停止，不舒服的感覺會馬上消失。

手印的運作

根據阿育吠陀醫學（Médecine Ayurvédique）理論，我們的五隻手指各有特殊的力量。每隻手指各自對應了一個在脊椎的脈輪（能量中心）及五大元素。阿育吠陀指的是「生命」的「知識」，換句話說就是用來延壽的知識。阿育吠陀影響了西藏、中國、波斯、埃及、希臘、羅馬及印尼等地的醫學。

手印並非稀奇古怪的東西

手在我們大腦中占了非常重要的地位：可以用來感覺、體驗外在環境、適應……等，可說是大腦的外在部分。

手和所謂循環全身的光明能量，也就是生命能量，是直接相連的。

手的每個部分各別對應著身體的一個部位，它們之間存在許多對應關係。在傳統印度及中國醫學裡，手腳與各主要器官間有非常密切的關係。這種關係被廣泛應用在我們熟悉的中醫療法，如：針灸、指壓、區域反射療法、手部針灸……等。

手就像是身體的鍵盤，透過手可以將訊息送進電腦，也就是身體與心理。手印正是一種技巧，讓我們得以清楚地傳送訊息到身心的能量系統中。如果手掌是接收器的話，那麼手指就是發射器。當一隻手指與另一隻手指以特殊方式精準地接在一起時，其能量就得以傳送到相應的身體部位。

每隻手指具相對應的元素

五大元素反應了體內生理與心理的運作原則。依不同類別的手印，元素與各手指的參考基準及對應也會改變。

手印的類別

雙手手印類（HASTA MUDRA）
以雙手指尖互接的類別
一手的手指與另一手的對應手指接觸

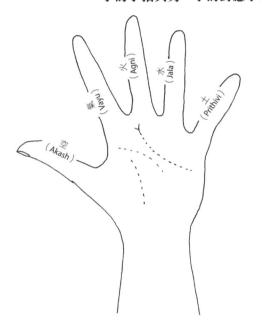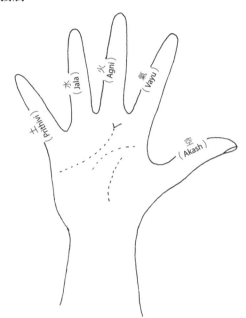

大拇指：空／喉輪
食指：氣／心輪
中指：火／臍輪
無名指：水／腹輪
小指：土／根輪

真理瑜伽手印（TATTWA YOGA MUDRA）

同一隻手上的手指互接的類別

其元素與各手指間的對應和雙手手印類不同。當同一隻手的手指互相接觸時，就屬真理瑜伽手印類，也有以單手或雙手進行的真理瑜伽手印。

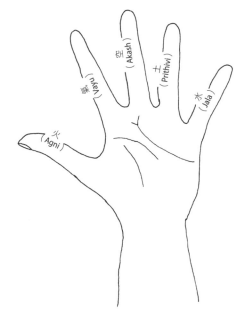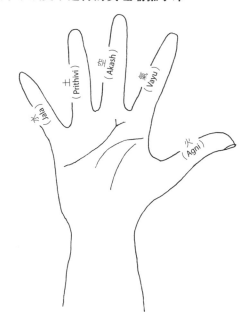

大拇指：火／臍輪
食指：氣／心輪
中指：空／喉輪
無名指：土／根輪
小指：水／腹輪

那麼常為人所知的第六及第七脈輪（Chakra）呢？

眉心輪（Ajna Chakra）

即第三隻眼。

當專注在手印的練習時，**眉心輪**會處於活化狀態。它是目前能夠觀察、認定、辨別、選擇的最佳脈輪能量中心。它能幫助我們開發直覺、存

在與法眼。

頂輪（Sahasrara Chakra）

又稱千瓣蓮。

頂輪是將我們本身，和比我們本身更偉大的存在互相聯結的能量中心。它能讓我們在不知不覺中像發生奇蹟一般得到練習瑜伽帶來的效果。這也解釋了，為何手印會被比喻成手指末端的魔杖了。

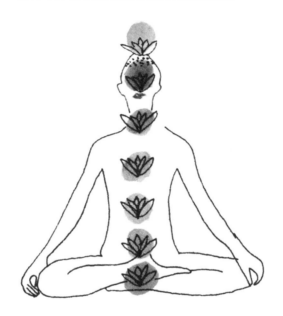

還沒完喔！

身體存在著五種流動的能量：我們稱為五行氣（Pancha Vayu）。原文 *Pancha*，指的是五，而原文 *Vayu*，指的是流動的能量，也就是氣。

生命之氣（Prana Vayu）：吸收與更新之氣息
上行氣（Udana Vayu）：表達之氣息
平行氣（Samana Vayu）：平衡與消化之氣息
下行氣（Apana Vayu）：排泄之氣息
遍行氣（Vyana Vayu）：分布與發散之氣息

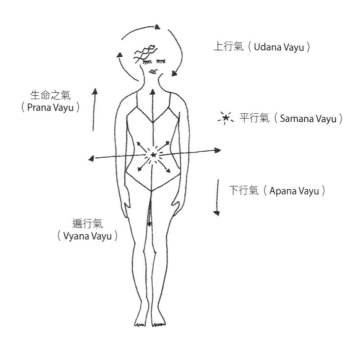

上行氣（Udana Vayu）

生命之氣
（Prana Vayu）

平行氣（Samana Vayu）

下行氣（Apana Vayu）

遍行氣
（Vyana Vayu）

　　前五個最重要的流動，分別和身體特定的部位有關。中樞是生命之氣（Prana Vayu），位於胸部與心臟。

　　下行氣（Apana Vayu）在骨盆附近。

　　平行氣（Samana Vayu）在肚臍周圍。

　　上行氣（Udana Vayu）位於喉嚨及頭部，且主導了手臂與腿的肢體表達運動。

　　遍行氣（Vyana Vayu）則遍布在全身各部位。有助於能量的分布。

　　手印是一種手語，它是意義、意識，特別是我們自身意識的載體。

　　據《瑜伽生活》（Yoga Life）這本期刊編輯暨位於印度本地治里市（Pondichéry）阿南達修行院（l'ashram Ananda）的院長由各查里尼‧米那克斯基‧德維‧巴伐那尼（Yogacharini Meenakshi Devi Bhavanani）表示，首先必須理解的是，瑜伽手印是一種溝通及整合的知識，由我們自身內部開始，接著再和周遭環境做交流的知識。

據她所說，瑜伽的藝術與手印的知識，都是非常精巧且細微的非口語溝通方式。

在溝通上，我們需要利用外在許多不同的方式來達到目的。身為人的我們，更有專屬的溝通方式，像是手、腳、眼睛及身體，只要我們有意識地使用，都可成為特有的溝通工具。手印正可幫助我們做到這件事。

手印瑜伽也是一種「意識的運動」。練習手印瑜伽是一種讓意識狀態在自身中誕生的方式，同樣可以應用在生理上、情緒上及心理上，甚至是精神狀態上。

當我們愈有耐心、愈平靜且對自身的體驗觀察愈入微時，手印也就愈能影響我們的生活。

一本印度聖書《薄伽梵譚》（*Bhagavad Gita*）中寫到「直接經驗是最好也最崇高的知識」。舉例來說，我們可以讀幾十本關於游泳的書，再將這些書放到書櫃上，但我們永遠不知道如何游泳。我們必須要透過練習才可能學會游泳。但若是加上一個目的，如「成為一個很棒的泳者」，有了目的在腦海裡，我們將用盡一切方法及努力來達到這個目標。在手印的練習中，沒有競賽獎牌及獎勵，有的是學習、進展的愉悅，以及達到目標的自豪。

當我們在練習手印的同時，重要的是必須要有對應手印的合適心態，也就是所謂的「**心印**」（Mano Mudra）。我們提供它所必需的一切，使其能產生作用，特別是讓我們意識到自身的光明。

所謂「**手印正面效應**」（Parama Mudra），是指在每個手印練習過後，充滿善意之物會持續在身體裡「擴散」。這些手印練習後的正面效應會在我們的日常生活占有一席之地，且隨著時間流逝仍會持續。如今，腦神經學已經證實手勢的力量和心靈的重要性。

生活中的手印

1）在飛機上遇到大哭的嬰兒，人們通常會很不耐煩，嬰兒的母親更是在崩潰邊緣，這可說是非常經典的場景。在從加拿大蒙特婁到美國芝加哥的飛機上，離我座位不遠的位置，有個即將要拿出棍子來打孩子的母親。她不斷試著安撫孩子，但一點用也沒有。於是我請這個孩子身邊的乘客讓位給我，我想試試能否幫忙。我跟這個孩子講了一個關於手指互相親親的故事。我拉著這孩子的兩隻小指，讓它們接在一起親親，然後他開始安靜下來，幾秒鐘後就不哭了。**小指手印**（Kanishtha Mudra）可以讓頭中所有的壓力「下降」且平均分布到整個身體，是個能立即產生安撫效果的手印。

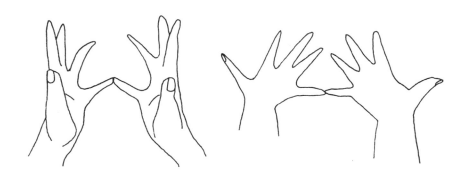

再提另一個關於**小指手印**的故事。我在一個八歲孩子的班上，教他們幾個手印。正當在教他們如何擺出手勢時，我注意到有一個小男孩，一邊專注地想要學，但同時又有點緊張，因為他沒辦法把兩隻小指接在一起。我知道他在學習、表現及協調上遇到困難，於是我走到他旁邊，而他跟我解釋他正試著要讓手指「面對面」。最終，他的兩隻小指接在一起了，他鬆了口氣，表現出滿足的樣子。這正是一般手印 —— 特別是這個小指手印，能帶來的深層效應。它能讓人找到自己根本的中心，找到自己的定位。

2）又有一天，我在巴黎搭了一輛計程車，司機開始跟我搭話。我對他說我是個教手印的瑜伽老師，他的回應帶著些許嘲笑。接著，我對他解釋什麼是手印，他開始有點感興趣。然後，我又提了好幾個對日常生活有益的手印，然而，他卻開始挑戰我：「那麼，有治療背痛的手印嗎？我總是得慢慢伸展我的身體，花上一個小時才能起床……」。於是我在下車前教他如何做**根輪手印**（Muladhara Chakra Mudra）：雙手中指的第二個指節彎曲，無名指、小指、食指伸直且雙手指尖相碰。大拇指側邊互相靠著，且放於食指之上。這個手印可以是朝向身體，或是把手放在膝蓋上進行。我跟他解釋，這個手印的特性是能重新建立情緒與生理的平衡。藉由練習這個手印，呼吸能被引導到身體根部的能量中心，也就是第一脈輪。這能在身體中心的骨盆部位產生紮根固定、安全、穩定、豐盈的感受。**根輪手印**對於那些移位的骨頭，甚至也有細膩地重新歸位的功效。我留著他的名片，幾天後，我又搭上他的車，我記得他臉上掛著快咧到耳邊的大笑容。這並不是指他的身體變成像橡皮筋般地有彈性，但至少看起來已經不再那麼痛苦了。他對這個手印的經驗十分滿意，到處告訴身邊的人。還想要我再教他一些手印，讓他能教給其他親友們，甚至還給了我一張清單呢。

松赫葛黑

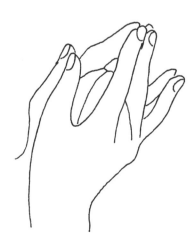

3）這次是個生意人。儘管他習慣了商場生態，知道做生意的方式，但極大的壓力正在慢慢吞噬他的正向能量。我不方便當著面指出他不想被看穿的部分，但我知道**曙光手印**（Ushas Mudra）能立即幫上他的忙。這個手印能在腦內產生多巴胺，助人找回寧靜與冷靜。多巴胺是種可讓人感到更冷靜，且更放鬆的物質。他練習這個手印且發揮了功效，他以一種好像體內產生了奇蹟地看著我。我鼓勵他可以在開會的時候練習這個手印，是不會被注意到的，其實很常見到有人把手交錯著放在會議桌上。有些人不自覺地就在練習這個手印，卻不知道它對身體健康的好處，這可是完全不能小看的呢。

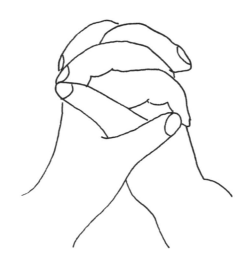

保羅‧希尼雅克的〈菲力克斯‧菲內翁的畫像〉

　　為了活得更好、抵擋暴風雨及越過阻礙，我發現且運用了為數不少的解決方案、想法、技巧及方法。自療、自癒或是英文self healing的概念，總是讓我非常著迷。

　　有一天，我聽有人談手印。我查了一下非常粗淺的相關資料。腦海中留下手印的些許印象，但還是持續在找尋其他的可能性。我時常回想起手印，為其優雅的手勢著迷，及默默地被它帶來的益處所吸引。

　　手印時常回到我眼前，就好像在跟我說：「為什麼總是要把你的健康放在別人的手上，其實你的雙手間就擁有一切。真的是一切，甚至可以說：你的指間就藏著寶藏。」

　　之後的某一天，突然間，手印讓我再也無從逃避了。

　　在一個美術館裡，當我的視線被保羅‧希尼雅克（Paul Signac）的一

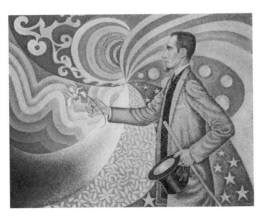
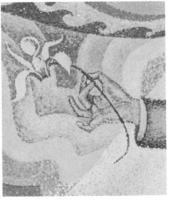

幅畫〈菲力克斯・菲內翁的畫像〉（le Portrait de Félix Fénéon）所吸引時，我看到我眼前的徵兆，我開始學會領會。就在那一天，在我面前，手印真實的存在。

一開始是顏色讓我著迷，但很快地，我注意到畫中菲內翁的手勢。

是**那個手勢**。
我看到了一個手印，是**意識手印**（Chin Mudra）。
從未有過一幅畫能像它一樣帶給我如此大的衝擊，這經驗可說是個啟示。手印當下對我的召喚，是如此清楚而明白。

當時我花時間加深自己對手印的認識，一開始是為了自己，之後則是為了將它傳播出去。三天後，在巴黎的地鐵上，我經過一個廣告看板旁，看到掉落的海報之前覆蓋的舊廣告，竟是〈菲力克斯・菲內翁的畫像〉的美術館展覽海報！

之後我決定要和最頂尖的專家學習手印，我找到了一位在加拿大的專家。松赫葛黑就是教授我手印的老師，她是魁北克帕德瑪瑜伽（Padmayoga）學校的創立人及校長，從1976年即開始學習並練習瑜伽。她在向魁北克、印度、歐洲、美國、中國及巴西的瑜伽大師學習後，體驗並傳授手印已超過四十年。

我們永遠不可能當面問希尼雅克畫中這位有名的藝術評論家菲內翁，到底他在1890年當天的手印為他帶來了什麼益處。但我可以從自身經驗保證，你們可以很快就會嚐到手印帶來的益處。一個人能很快地依情感或生理上的需求，建立起他的「手印儀式」。這算得上是種自豪吧，能看到是多麼容易、自然、且在所有情況下，藉由引導自身能量及呼吸，我們本身即具有如此能帶給自我健康的力量 —— 真是神奇得令人嘆為觀止。

茱莉葉・都瑪

我的手印之旅

一九七六年二月，在蒙特婁的某個晚上，我的人生徹底改變了。

我得到一個啟示，或更可說是，對生命意義的深度解答。我停止了大學課業，只為了持續學習及練習瑜伽。我接著在魁北克，一個叫象神唵（le Ganesh'Om）的修行地生活了三年。在冥想練習中，有人提議練習**意識手印**（Chin Mudra），或是依手的方向不同而稱作**智慧手印**（Jnana Mudra）：雙手各別將其拇指及食指互相接在一起，其他手指放鬆，手掌朝向天空，或朝向太陽。

某天，我不將手掌朝向天空，改以朝向太陽。在那一刻，令人非常驚訝的是，我沒有得到同樣的感受。那些感覺完全不同：我的呼吸改變了，情緒及心理狀態也不一樣了……

接著我問：「為什麼我們的手要這樣擺放呢？」，「因為一直以來就是如此。」但我並不滿意這個回答，我就像個五歲孩子一樣，緊接著問：「那為什麼一直以來就是如此呢？」我只得到了一個非常模糊的回應：「因為……或許你可以試著自己去找到答案。」

別提了，我試著找答案卻徒勞無功。

過了一陣子後，仍然找不到答案，我進到一個外觀像阿里巴巴故事裡的洞穴般的書店，裡面充滿了舊書。「偶然地」，我被一本有些破舊、斜放在小架子上的書吸引。書名並不特別讓我感興趣，但我還是拿起來翻了一下，就在把它放回去的時候，有兩頁泛黃的紙飛了出來，掉在地上。紙上畫著幾個小小的手勢，伴著幾行簡短的解釋，但卻足以向手印迷人的世界開一扇新的門。

於是手印又重新回到我的旅程裡。是時候重新找尋問題的答案，且

要再往前更進一步。小提示：在一九八〇至一九九〇年代，網路可是不存在的。於是我花了很多時間親身做實驗，寫下我的觀察，並與幾個和我共享這些手指之舞的人一同討論。

幾年後，在我去印度學習瑜伽療法時，我遇到了一個真真正正理解這門藝術及手印知識的專家。他向我進一步解釋了理論及練習的基礎，並鼓勵我繼續追尋問題的答案及擴展知識。同時也傳授許多資訊給我，據他所說這些資訊只能以口頭形式傳授，這是對瑜伽傳統的尊重。他給了我所有他曾寫下關於手印的文章，這些文章是他超過二十五年的練習所累積的。

之後，我傳授並分享對這些簡單但強大手勢的經驗及知識。我在魁北克、法國、比利時及印度開設手印相關研討會、課程、講習、實習、培訓……等。

手印教學讓我最開心的部分是，學員們的全新感受都寫在臉上，及他們以微笑來表示對此體驗的不可置信。

寫這本書對我來說是個非常大的挑戰，因為這代表它能讓我接觸到，比我以往接觸的人群還要大得多的讀者群。謝謝都瑪，勇於向我提出教授她手印的藝術及知識的請求。

洛卡娜・松赫葛黑

關於本書

本書是工具箱、急救箱,最好的同盟伙伴……

在書裡,你將會找到一系列的手印,用來管理、安撫情緒,及處理日常生活中常見的小病痛……這些小病痛破壞你的生活,侵蝕著你的能量,並減少英文中所謂的「full potential」,也就是減少我們「可充分發揮的潛力」之意。

這是一本非常具教育性,且實用的書。所有寫在書裡的內容都是經過測試,且在真實生活中得到實證的。

對松赫葛黑來說超過四十年,對都瑪來說,雖相較前者短了很多時間,但她們兩人都在其生活的困境之下,證實了手印能提供一種環境,使她能在日常中得到有深度且持久的成果。

本書的其中一位作者帶來她專業的技巧,及分享她已知且被肯定的經驗,另一位則能分享手印在每天生活中能帶來的益處,無論是關於都市生活的壓力、因負面或不幸事件帶來的失眠、時差或甚至是過敏造成的流鼻水……

本書依不同主題來分類手印。每個主題可由二、三或四個手印組成。也可以選擇其中一個來練習,全依想要手印帶給你怎樣的感受而定。最好的方式就是經由練習來決定自己的「手印清單」。

要量測某個手印或一系列手印的成效,最好的方式就是記下它或它們對你帶來的效應。練習後若覺得有需要,可以找一個容易填入的表格作做樣版使用。

這些表格能追蹤你的感受變化,如此一來也更容易依自身的需求調整手印的選擇。

如何使用本書

在本書中，手印是依不同主題分類。

一開始，可以依狀態所需，試著練習其中一個主題，改天再依其他需求，到另一個章節練習，以此類推。如此一來，可作為探索手印並滿足好奇心的第一步。

接著，毫無疑問地，你會愈來愈想練習其中一個特別有效果的手印，也愈來愈想增加練習的深度。

一定會有些手印成為你的最愛，比方說成為你的經典好用三部曲。

以下是「我的每日手印」表格範例，就像是個「小提醒」，那個會帶來好處的「練習手印」的提醒。初學時，小筆記總是很有用，可用來幫助記憶手勢。

我的每日手印

手勢	時間	手指動作	用處

何不將這個表放在你的手提包內、貼在冰箱或浴室鏡子上，或設成電腦的螢幕背景。

大部分在本書中提到的手印，都伴著視覺化練習，這會更加強每個手印的功效，也會伴著「意念」（Sankalpa），這是指對自己的正向肯定及承諾。只要意念中傳達的部分還沒有被實現，我們就必須一直重複進行這個過程，直到意念實現為止，這個過程可能需要幾分鐘、幾天、幾週或甚至幾年。

這些當然只是建議。
並沒有一個最終要達到的階段或是合格線。

只是單純地練習手印，沒有其他以上提到的額外練習，同樣也是非常好的方式。
再重申一次，這一切都不是義務，你完全是練習手印的主人。

然而加上一個目的，專注於眼前的目標，
更能夠強化手印的效果，及更加激發出我們的感受。

這是每個人依自己需求及環境做出的選擇。

本書中的手印

第一部分　整天都能派上用場的手印 39

十分鐘四步驟的上午例行手印　40
　　心臟手印（Hridayaya Mudra）　40
　　三補咤手印／意念手印（Samputa／Sankalpa Mudra）　41
　　合十手印（Anjali Mudra）　42
　　冥想能量手印（Shakti Prana Mudra）　43
活化土、水、火、氣、空元素的例行手印　46
　　土手印（Prithivi Mudra）　46
　　菩提手印（Budhi Mudra）　46
　　臍輪手印（Madhyama Mudra）　47
　　意識手印（Chin Mudra）　47
　　升氣手印（Udana Mudra）　48
整天都可平衡能量的例行手印　49
　　下行氣手印（Apana Mudra）49
　　生命力手印（Prana Mudra）49
　　遍行氣手印（Vyana Mudra）49
　　普善手印（Pushan Mudra）50
　　上升氣手印（Udana Mudra）50
助眠手印 52
　　睡眠手印（Nidra Mudra）52
　　能量手印（Shakti Mudra）53
　　帕里瓦坦手印（Parivartan Mudra）54
安撫夜間焦慮的手印 56
　　無懼心手印（Abhaya Hridaya Mudra）56
　　契合手印（Kilaka Mudra）57
　　毗濕奴之盾手印（Vishnukavaca Mudra）59

第二部分　管理與安撫情緒的手印 63

培養快樂的手印　64
　　金鷹手印（Garuda Mudra）　64
　　微笑佛陀手印（Kapitthaka Mudra）　65
　　方向手印（Anushasana Mudra）　66
　　豐盛手印（Kubera Mudra）　67
最佳化能量的手印　69
　　無限手印（Ananta Prajna Mudra）　69
　　時神手印（Kaleswara Mudra）　71
　　輪手印（Chakra Mudra）　72
克服恐懼的手印　75
　　盔甲手印（Vaikara Mudra）　78
　　象神手印（Ganesha Mudra）　79
　　指地手印（Bhumi Mudra）　80
　　無畏手印（Abhaya Mudra）　81
　　不動信心手印（Vajrapradama Mudra）　83
減輕悲傷的手印　85
　　天堂階梯手印（Sopana Svarga Mudra）　86
　　內在微笑手印（Hansi Mudra）　87
　　釋迦牟尼手印（Shakyamuni Mudra）　88
找回平衡的手印　90
　　哈基尼手印（Hakini Mudra）　92
　　土手印（Prithivi Mudra）　93
　　根輪手印（Muladhara Chakra Mudra）　94
平息憤怒的手印 96
　　拳手印（Mushti Mudra）　98
　　全心手印（Purna Hridaya Mudra）　100
　　憤怒手印（Bhairava Mudra）　101
寬恕用的手印　103
　　放開手印（Kshepana Mudra）　104

海螺之心手印（Shankharvata Mudra） 105

和解輪手印（Chakra Ratna Mudra） 106

增加耐心的手印 108

夏可喜手印（Shakshi Mudra） 109

手之心手印（Talahridaya Mudra） 110

適應各種情況的手印 112

雄蜂手印（Brahmara Mudra） 112

游魚手印（Matsya Mudra） 114

海龜手印（Kurma Mudra） 115

消除疲勞的手印 117

明目手印（Rudra Mudra） 118

太陽手印（Surya Mudra） 119

生命力手印（Prana Mudra） 120

增強自信的手印 122

蛇神手印（Naga Mudra） 123

簡易海螺手印（Shahaja Shanka Mudra） 124

臂手印（Mudgaram Mudra） 126

自信手印（Ahamkara Mudra） 127

接受（那些不想接受的事物）及（對事物）放手的手印 128

寶馬手印（Ashva Ratna Mudra／Jalashaya Mudra） 128

遍行氣手印（Vyana Mudra） 130

外轉法輪手印（Dharma Chakra Mudra） 131

脫離困境並前進的手印 134

結手印（Granthita Mudra） 134

涅槃手印（Nirvana Mudra） 135

投降手印（Pranidhana Mudra） 137

抗壓手印 139

小指手印（Kanishtha Mudra） 139

化身手印（Murti Mudra） 140

氣手印（Vayu Mudra） 141

曙光手印（Ushas Mudra） 143

將正向思考帶給負面想法的手印　145

　　卡利手印（Kali Mudra）　146

　　摩登伽女手印（Matangi Mudra）　147

　　大象神手印（Ganapa Mudra）　149

第三部分　減輕日常疼痛的手印　153

一般保健用的手印　155

　　生命力手印（Prana Mudra）　155

紓解某個特定部位疼痛的手印　156

　　花苞手印（Mukula Mudra）　156

平衡身體的手印 157

　　合十手印（Anjali Mudra）　157

刺激免疫系統的手印 158

　　曙光手印（Ushas Mudra）　158

急救或是救援用的手印 159

　　心之手印（Apana Vayu Mudra）　159

腰背痛用的手印　160

　　背手印（Anudandi Mudra）　160

　　後腰手印（Adho Merudanda Mudra）　160

　　脊背手印（Merudanda Mudra）　161

　　上脊背手印（Urdhwa Merudanda Mudra）　162

背部保健的手印儀式 163

　　小指手印（Kanishtha Mudra）　163

　　腹輪手印（Anamika Mudra）　163

　　臍輪手印（Madhyama Mudra）　163

　　心輪手印（Tarjani Mudra）　163

　　喉輪手印（Angushtha Mudra）　163

　　哈基尼手印（Hakini Mudra）　163

感到寒冷用的手印 164

　　能量點手印（Marma Mudra）　164

　　林伽手印（Linga Mudra） 164

　　濕婆神石手印（Shivalingam Mudra） 165

頭痛用的手印 166

　　大頭手印（Mahasirsha Mudra） 166

治頭痛的手印儀式 167

　　喉輪手印（Angushtha Mudra） 167

　　心輪手印（Tarjani Mudra） 167

　　臍輪手印（Madhyama Mudra） 167

　　腹輪手印（Anamika Mudra） 168

　　小指手印（Kanishtha Mudra） 168

胃部不適用的手印 169

　　臍輪手印（Madhyama Mudra） 169

　　下朝手印（Adhomukha Mudra） 169

　　心之手印（Apana Vayu Mudra） 170

耳朵不適用的手印 171

　　空之手印（Shunya Mudra） 171

　　觸空手印（Akasha Mudra） 172

　　生命力手印（Prana Mudra） 172

腹部不適用的手印 173

　　排洩手印（Apanayana Mudra） 173

　　腹輪手印（Anamika Mudra） 174

　　腎臟手印（Vrikka Mudra） 174

　　下行氣手印（Apana Mudra） 175

　　氣手印（Vayu Mudra） 175

　　本源手印（Yoni Mudra） 176

喉嚨痛用的手印 177

　　開悟手印（Uttarabodhi Mudra） 177

失聲用的手印 178

　　上升氣手印（Udana Mudra） 178

　　貝殼手印（Shankha Mudra） 178

肌肉痠痛用的手印　179
　　金鋼手印（Vajra Mudra）　179
因牙關太緊造成下巴不適用的手印　180
　　根輪手印（Muladhara Chakra Mudra）　180
流鼻水用的手印　181
　　貝殼手印（Shankha Mudra）　181
　　水手印（Varuna Mudra）　182
眼睛或鼻子癢用的手印 183
　　凝視虛無手印（Bhuchari Mudra）　183
感冒呼吸不順用的手印 184
　　支氣管手印（Madhyama Svara Pranayama Mudra）　184
　　心輪手印（Tarjani Mudra）　184
調整時差用的手印 185
　　土手印（Prithivi Mudra）　185
　　觸地手印（Bhu Mudra）　185

第四部分　讓生命更美好且隨時可練習的手印　187

冬天失去陽光時可照亮內心的手印　188
　　三相神手印（Trimurti Mudra）　188
蓮花合十手印（Padma namaskara Mudra）的儀式　189
　　合十指地手印（Anjali Bhumi Mudra）　190
　　下朝手印（Adhomukha Mudra）　190
　　全心手印（Purna Hridaya Mudra）190
　　合十手印（Anjali Mudra）　191
　　蓮花手印（Padma Mudra）　191
　　心手印（Ananta Mudra）　191

整天
都能派上用場
的手印

　　從一晚的美夢中醒來，坐在床沿邊微笑，邊伸展著身體，接著哼著歌開始新的一天……這並不是只有在晴朗的藍天中才會出現的夢幻情節。

　　這當然是可能的，特別是當我們決定要這麼過每一天。除非我們別無選擇，不然這樣的生活當然更美好。

　　不過，並不是僅僅簡單地彈個手指，像變魔術一般，事情就會發生。而是得靠著十隻手指，來徹底改變你的一天。

　　以下是建議採用的手印清單，可以像洗澡或是吃早餐一般，將其作為日常儀式或「例行事項」的一部分。

　　當然不可能每一天都平順，及如預期般進行，無論你的情緒是什麼，但總得帶著它們一起渡過。

　　可以從本書建議的手印系列中，選擇一組來練習，至少持續一星期，或是一個月，如此一來，可以練習記憶這組手印，且感受持續練習一段時間後，對整體健康帶來的益處。

十分鐘四步驟的
上午例行手印

正式開始前

　　仔細觀察你的手，整個手背、手心及手指。閉上眼睛，輕輕地搓著雙手，同時想著它們自出生以來拿過的、給予的、得到的、碰觸過的、輕撫過的事物。

　　接著像鼓掌般拍拍手，像是鼓勵自己，表示對自己的認可及熱情。目的是為了活化能量，並使生命能量循環全身。接著再加上點節奏，如此能帶給全身正面效應：產生的聲音藉由振動能淨化身體及環境。這個有點奇怪的舉動，其實有許多好處，像是帶給你快樂與熱情，藉由趕走嗜睡與懶惰來提高活力。而且，還能將微笑帶到臉上呢！

開始練習**心臟手印**（Hridayaya Mudra）（心之印）

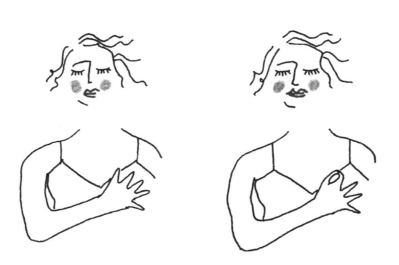

手勢

- 右手臂貼著身體，手肘彎曲，右手輕輕且溫柔地放在左胸前，也就是心臟的位置。
- 觀察自己的心跳，並如**意識手印**（Chin Mudra）中，將拇指及食指的指尖接在一起，其他手指放鬆伸展。
- 像是用手指抓住了其中一個想要表現出來，及用來渡過這一天的特質……
- 左手臂緊貼著身體，可以放在大腿或是膝蓋上，手掌向著天空，或是向著太陽。

繼續練習三**補咤手印**（Samputa Mudra）／**意念手印**（Sankalpa Mudra）（小寶藏之印）

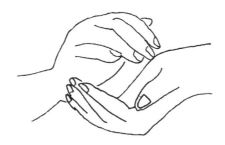

手勢

- 右手放在右大腿或是右膝上，掌心朝向天空。
- 左手放在右手上，雙掌間保留一點空間。

必須稍微扭轉身體，此姿勢象徵生命之旋，而它有時會來擾亂原本的最佳意向，我們必須自行調整適應因它造成的改變。

這是個精巧的手勢，雙手互疊就好像捧著一個無價之寶：你最棒的特質、你的經驗、你所知的事物、你想要每天都更加成就自己的強大意圖……

同時

將注意力集中在「對今日的你來說，什麼是最重要的」。

接下來問自己幾個問題：

- 我今天想做什麼？
- 我要如何把握機會，來表現出那個我想像中正捧在手上的自我特質，及展現出真正的自己？
- 我如何迎接別人給予我的事物？
- 我如何能具體地為別人服務？

接著讓右手的拇指與食指分開，將兩手間的空間視為保存珍貴特質的空間，那個想要和其他人分享的小寶藏……

接著練習 合十手印（Anjali Mudra）（內在寺廟之手印）

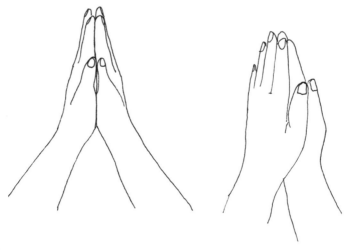

手勢

- 雙手合十，放在胸口心臟位置前。
- 雙掌間留下些許空間。
- 感受雙手的每個手指，及兩手掌根間的接觸。
- 雙手前臂與地面平行，稍微與身體分開。

這個手勢能讓力量湧現，讓我們能利用本來就存在於身體裡，而卻不自知的力量。這個手印能讓你進入冥想、和諧狀態，及帶來平靜、安靜與安寧。它能平衡身體所有的系統，且能創造出我們精神中的明晰感。

同時

　　高聲朗頌：「我保證今天會把握所有機會，喚起自己最深且光明的本性，展現本來的自我，來照亮身邊的一切。」

接著練習**冥想能量手印**（Shakti Prana Mudra）。

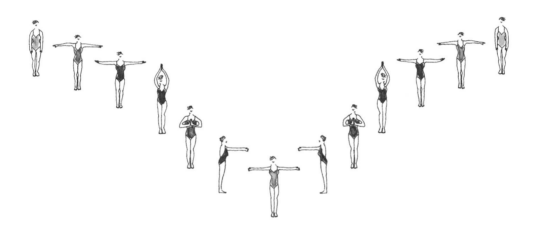

　　冥想能量手印是一個可用來重建體內平衡與和諧的強大練習。

　　在此，只需在動作中伴隨呼吸，並最終加入意念即可。

　　這個練習可採站姿或坐姿。

　　在**合十手印**後，讓雙手輕鬆地放在身體兩側。注意身體是否端正、穩定且平衡。

　　輕鬆地呼吸，無須特別專注或努力。

　　完全地吐氣。

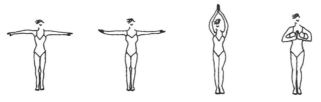

一邊吸氣，一邊緩慢地舉起雙臂直到與肩等高，同時將手掌朝向地面。

吐氣時，將手掌朝向天空。

再次吸氣，並持續將手臂高舉過頭，讓雙掌如**合十手印**般，於頭頂上合十。

吐氣時，一邊緩慢地將手放到胸前，心臟前方的位置。

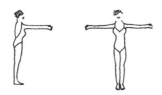

吸氣，雙臂向前伸直。吐氣。

再次吸氣，敞開雙臂，至與肩同高。

吐氣。雙臂往前合起來。

雙手接觸後，回到胸前心臟的位置。

吸氣，讓手臂朝著天空浮起，雙手保持**合十手印**的手勢。

吐氣，同時手臂慢慢從身體兩側降下，手掌朝著天空，直到與肩同高。

吸氣的同時，將手掌轉向地面，將拇指指尖與無名指及小指接觸，依**觸地手印**（Bhu Mudra）的手勢，手指著地面，這是個以大地作為自己承諾的見證之意。你知道可以依靠祂（大地）來支持，可以把對你無用的、多餘的事物委託，或是捨棄給祂。

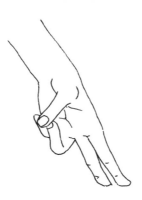

雙臂輕鬆地放在身體旁。

我感覺到什麼？／我感覺如何？

手勢	練習 前	練習 中	練習 後

活化土、水、火、氣、空元素的例行手印

土手印（Prithivi Mudra）（大地之印）
上午，就讓**土手印**為你一天的穩定與平衡紮根。

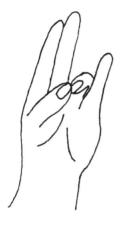

手勢
- 將拇指與無名指輕壓在一起，其他手指伸直但保持彈性。
- 將雙手放在大腿或膝蓋上。

這個手印能活化**土**元素。能幫助你正確地開始一天，幫助你平衡且穩固根基，且讓你感受到安全感。

菩提手印（Budhi Mudra）（水的流動性之手勢）
中午之前，以**菩提手印**（又稱為**水之印**，Jala Mudra）帶給你慢慢適應一天挑戰的能力，這是相當重要的。

手勢
- 將拇指與小指輕壓在一起，其他手指伸直但保持彈性。
- 將雙手放在大腿或膝蓋上。

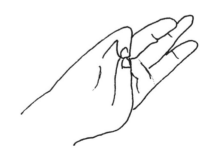

這個手印能活化**水**元素，帶來流動感、適應性、彈性、放鬆感及整體健康。

臍輪手印（Madhyama Mudra）（消化之火的手勢）

中午，以**臍輪手印**來活化消化之火。

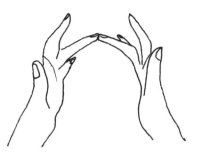

手勢
● 雙手的中指指尖接在一起，其他手
　指放鬆。

這個手印可活化**火**元素、消化及吸收
系統。

意識手印（Chin Mudra）（智慧之手印）

在稍晚的下午，可用**意識手印**帶來內心的平靜。

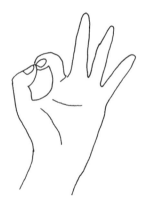

手勢
● 拇指及食指以指尖相接，其他手指呈伸展且放鬆狀態。

這個手印可活化**氣**元素，能撫慰心靈與思想。
這個元素的特性是流動、運動、移動及自由循環。想像風及其所有可能變
化的形態，從溫柔微風到暴風……

上升氣手印（Udana Mudra）(表現之印)

在晚上，以**上升氣手印**漂亮地結束一天，得到甜美並充滿修復力的一晚。

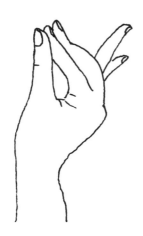

手勢

- 將食指放在拇指上，接著將中指放在食指指甲之上。
- 無名指及小指，維持伸展且放鬆狀態。
- 雙手放在大腿或膝蓋上，手掌朝向天空。

這個手印活化**空**元素，能帶來內心的安寧感受。

我感覺到什麼？／我感覺如何？

手勢	練習 前	練習 中	練習 後

整天都可平衡能量的例行手印

一早醒來時，可用**下行氣手印**（Apana Mudra）來排除毒素。

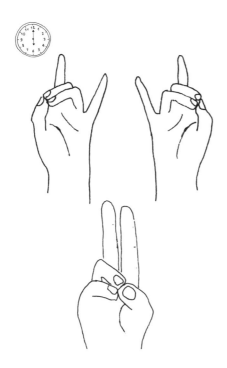

手勢
- 拇指、中指及無名指接在一起，食指及小指伸展。

接著用**生命力手印**（Prana Mudra），如同發電機一般，活化循環全身的能量流。新的力量及能量正等著你。

手勢
- 拇指、無名指及小指接在一起。
- 食指及中指朝上。

在上午，**遍行氣手印**（Vyana Mudra）可用來繼續活化能量，使其在全身循環得更好，保持精神活躍。

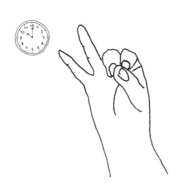

手勢
- 拇指、食指及中指以指尖接在一起，無名指及小指呈伸展且放鬆狀態。

在剛入下午的時段，**普善手印**（Pushan Mudra）可活化消化系統。

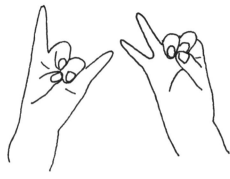

手勢
右手
- 拇指、食指及中指相接。無名指、小指保持伸展且放鬆狀態。

左手
- 拇指、中指及無名指相接。食指及小指保持伸展且放鬆狀態。

在晚上偏晚時，可用**上升氣手印**（Udana Mudra）來放鬆心靈、腦部及四肢。它能穩定能量，使其更平靜且放鬆，準備一晚好眠。

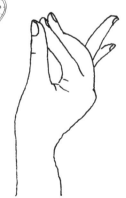

手勢
- 食指放於拇指之上，中指放在食指指甲之上。
- 無名指、小指保持伸直且放鬆狀態。

這個手印能為內心帶來安寧的感受，可以用來漂亮地結束一天，得到甜美並充滿修復力的一晚。

我感覺到什麼？ / 我感覺如何？

手勢	練習 前	練習 中	練習 後

助眠手印

睡眠手印（Nidra Mudra）（修復睡眠之印）

這個手印能在以下這些時刻，帶來令人驚訝的效果：

● 在一夜之始。
● 在失眠的夜裡。
● 太早醒來，想再重新睡回去的時候。

手勢會依練習者的性別而異。

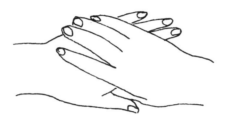

女性的話，將左手放在下腹，右手放在左手上，右手拇指放於左手拇指之下。深呼吸十幾次，深深地吐氣時，將一天下來累積的老舊能量吐出。接著做相反的動作，將右手放在肚臍往下一點的下腹，左手放在右手上，左手拇指放於右手拇指之下。重新作十幾次的深呼吸。

將左手置於太陽神經叢（plexus solaire）的部位上，右手放於左手之上，右手拇指放於左手拇指之下。

若是**男性**的話，動作則是完全相反：以右手放在下腹的動作開始。所有動作的左右手，在上述提到女性的動作裡相反著做。

欲更進一步消除一天下來累積的精神壓力，在練習**睡眠手印**後再加上一個步驟，就變成了另一個手印：**解脫之心手印**（Sri Hridaya Mudra）（解脫之心的手勢）。

在練習了**睡眠手印**的三步驟後，將左手放在胸口，右手放在左手之上。雙手拇指互碰，然而保持一個空隙，如同一個出口，一個得以讓整天情緒經由它排出的門。在你進入平靜且解脫後的睡眠之前，再做十幾次的深呼吸……

能量手印（Shakti Mudra）（能量女神）

手勢
- 先做合十手印：在胸前將兩掌合十。
- 保持無名指及小指指尖接觸。
- 中指及食指彎曲，放在拇指上，兩手間保持一小段距離。
- 雙手與胸同高。

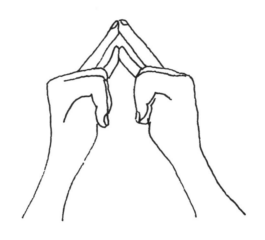

理解發生了什麼事

能量手印如何助眠？

能量手印是一種具有安撫及助眠效果的手印。
能量手印是向生命能量女神致意的手印。它能同時安撫並補滿能量。

這個手印能讓我們對自然的節奏更敏感，如女性的生理周期、潮汐、季節，及所有大自然的周期與節奏。

土及**水**元素的特性，在無名指及小指接觸之下被活化並保持平衡。中指及食指彎曲置於拇指上，能帶來安撫的效果，並同時帶來針對骨盆的特定能量。

帕里瓦坦手印（Parivartan Mudra）（抗失眠之印）

手勢

我們可以躺在床上或是上床之前坐著練習。這個手印對於助眠，及治療失眠有極佳的效果。

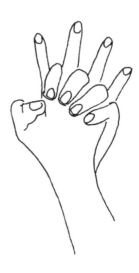

版本一
- 十指交扣。
- 左手手指壓在右手背的關節上，邊吐氣邊壓，使右手手指能垂直抬起。
- 吸氣時，以右手手指壓在左手背的關節上，同樣地使左手手指垂直抬起。
- 以此動作配合呼吸的節奏，交錯進行。
- 你可以進行此交錯動作，以27個呼吸作一個周期。

版本二

● 十指交扣。
● 左手手指壓在右手手背的關節上，使右手手指垂直抬起。
● 維持此手勢幾分鐘，接著換邊。

藉由連續幾天的練習，可幫助你從失眠中解放出來，重新找回具修復力的好眠。

理解發生了什麼事

帕里瓦坦手印如何助眠？

這個手印能助眠，並能協助在半夜醒來後，重新找回睡眠。
這個手勢能讓大腦分泌產生幸福感的腦內啡。
它能安撫且放鬆身體，使我們得到睡意。
藉由交替按手背關節，能活化手上的能量點，可用來對抗失眠。

我感覺到什麼？ / 我感覺如何？

手勢	練習　前	練習　中	練習　後

安撫夜間焦慮的手印

無懼心手印（Abhaya Hridaya Mudra）（勇敢的心之手勢）

手勢

這個手印能以三種形式來練習。

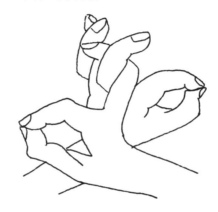

版本一

- 擺出**合十手印**的手勢，手掌抵著手掌。
- 將右手腕交錯於左手腕前。
- 手背對著手背。
- 兩手中指、無名指及小指互相交扣。
- 食指和拇指的指尖相接，形成圈狀。
- 雙手拇指靠向胸前，手肘稍微遠離身體。

版本二

- 擺出**合十手印**的手勢，手掌抵著手掌。
- 將右手腕交錯於左手腕前。
- 手背對著手背。
- 兩手無名指、小指及食指互相交扣。
- 中指和拇指的指尖相接，形成圈狀。
- 雙手拇指靠向胸前，手肘稍微遠離身體。

理解發生了什麼事

為何無懼心手印對舒緩夜間焦慮有用？

原文 *Abhaya* 意指無所畏懼。這是個能與你的勇氣連結，帶來力量的手勢。意即「勇敢的心之手勢」或「無畏的心之手勢」，用來幫助克服恐懼。它能分散、消除懷疑，帶來平靜且清澈的心靈，減少生命能量的散失。

食指和拇指相接成圈，能帶來輕盈感。
中指和拇指相接成圈，能創造出平靜的空間。
無名指和拇指能創造出非常強大的安全感。**（版本三）**

契合手印（Kilaka Mudra）（神祕的奧祕之鑰）

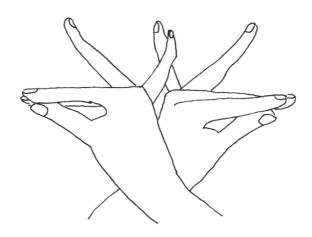

手勢
- 擺出合十手印的手勢，手掌抵著手掌。
- 將右手腕交錯於左手腕前。

- 手背對著手背。
- 小指交扣。
- 同一隻手的拇指、食指與中指指尖互接。
- 無名指保持朝上，稍微伸直成一個角度。
- 雙手靠向胸前，手肘稍微遠離身體。
- 肩膀放輕鬆。

理解發生了什麼事

為何契合手印對舒緩夜間焦慮有用？

Kilaka 是梵文，意指「神祕的難題」。

契合手印藉由交扣的小指，強化**水**元素的作用，並能帶來強大的安全感。這個元素對於腎臟的運作扮演非常重要的角色。以能量的角度出發，腎臟是用來接收恐懼的，必須使其正常作用以便排除這些恐懼。

無名指代表土元素，它們朝上可激發安全感。

藉由其他手指相互接觸，可帶來穩定性與平衡感，而這正是所有元素的完美組合。

毗濕奴之盾手印（Vishnukavaca Mudra）（毗濕奴的盾牌）

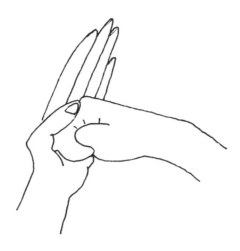

手勢
- 左手舉起，手掌打開，所有手指併攏。
- 右手握拳。
- 把右手指節部分放在左手的指根上。
- 左手拇指放在右手食指上。
- 肩膀放鬆。

理解發生了什麼事

為何毗濕奴之盾手印對舒緩夜間焦慮有用？

　　這個手印又被暱稱為「毗濕奴的無敵護盾」。以下故事能有助於理解祂的角色：梵天是創造之神，是祂將萬物置於該在的位置，毗濕奴是負責維持萬物秩序及建成的結構，而濕婆則是那個在新秩序建立前，負責毀滅一切之神。（見195頁，手印及神靈）

　　它能為內心帶來力量，能用來抵抗夜間焦慮。左手是保護的象徵。使用這個手勢，就像是可以讓你阻擋那些前來擾亂，或是打擾內心平靜的事物。

我感覺到什麼？ / 我感覺如何？

手勢	練習　前	練習　中	練習　後

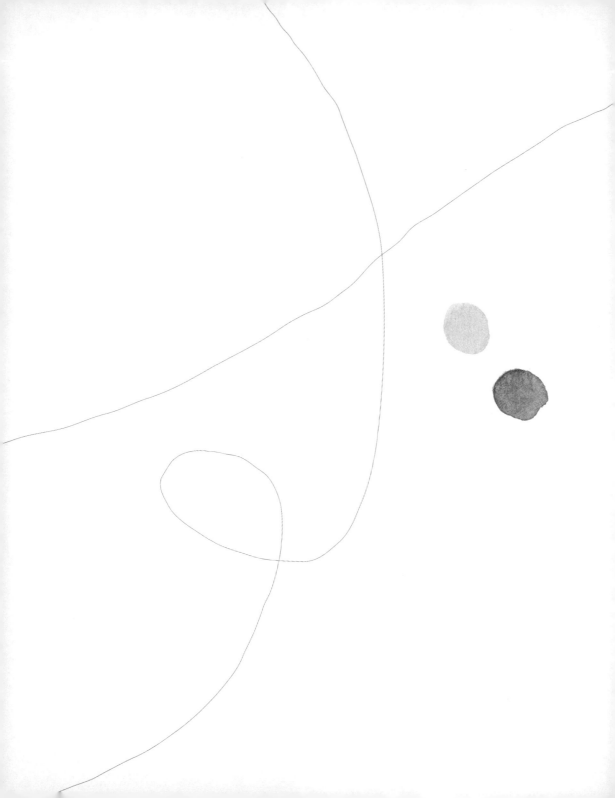

管理與
安撫情緒
的手印

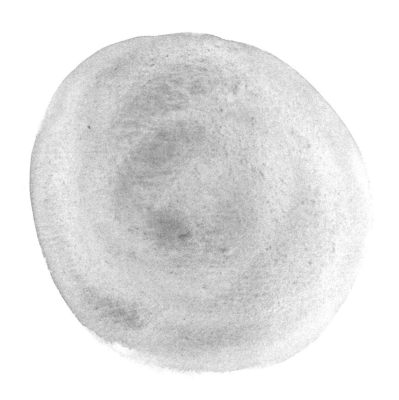

培養快樂的手印

這些手印可以讓你在所有情況下都能培養快樂。

若你過著如夢般美好的一天,手印能更進一步讓你理解這種幸運,你將能感受到它帶來的多重力量。

若你的日子很悲慘,手印就會像穿過厚重的暴風雨雲層的一道陽光一般,帶來光明希望。

若你的日子有些灰暗,手印會幫助你讓快樂重回生活,甚至能召喚它、維持它,並暖暖地守護它的存在。

金鷹手印(Garuda Mudra)(鳥類之王,老鷹的手勢)

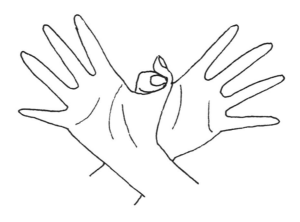

手勢
- 雙手在胸前交叉,左手在外,右手靠近身體,兩手的手掌對著心臟,兩手的大拇指相互交錯。
- 兩隻拇指互相扣住,且其餘手指如鳥類翅膀般伸展。
- 如翅膀般的手指可以併攏,亦可以分開。

理解發生了什麼事

金鷹手印是如何培養快樂的？

　　金鷹手印能產生一種和諧感，並給予輕快且自由的感受。我們給它的稱呼「金鷹」，正是因為手勢很像鳥類的翅膀。藉由以金鷹手印輕掃過肚子、肚臍、胃及喉頭的部位前，會慢慢產生一種微妙的整合，且藉由給予一種輕快且自由的感受，得以培育和諧感。

　　拇指會強力激發**火**元素，得以淨化內部器官，且當手指展開如翅膀般時，這個手勢會活化**生命能量**在全身的循環。

提升金鷹手印力量的視覺化練習

　　試著想像在非常大的公園旁，一棟建築的最頂樓陽台上，有個又大又漂亮的鳥籠，裡面有隻華麗的鳥。你打開了鳥籠的門，這隻鳥飛了出來，似醉般地開心不已，四處環繞飛舞。你看著牠，對著牠笑，而牠回頭停在離你不遠的地方休息，接著便重新出發，就這樣飛！飛！飛走了！這場景讓你充滿愉快心情，以及處在解放自由的源頭。

意念

　　我感到舒服，我覺得自由，我感覺快樂！

微笑佛陀手印（Kapithaka Mudra）（好心情的手勢）

手勢

- 雙手無名指及小指彎向掌心，大拇指壓在無名指的第二個指節上。
- 手臂彎曲，手肘靠近身體，稍微往後以利挺胸。

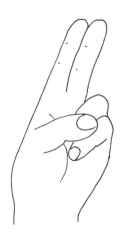

理解發生了什麼事

微笑佛陀手印是如何培養快樂的？

　　微笑佛陀手印是一種好心情的手印，因而得名「微笑佛陀」。這個手印對於找回生活的快樂以及心靈愉快非常有效。藉由放鬆神經系統，它可以帶來和諧感，及給予輕快與自由的感受。在這個手勢中，大拇指壓著**土**元素的無名指，及代表**水**元素的小指之上。代表**氣**元素的食指，及代表**空**元素的中指是伸直向上的，這會帶來更多輕盈感與空間，得以用來表達真正的自我。可以讓熱忱引導我們，並讓自信在生命中占有更高的地位。

提升微笑佛陀手印力量的視覺化練習

　　想像一個非常喜歡的渡假地點。在到達的時候，想像這個等同於快樂、好心情及好時光的時刻。你覺得一切都感到愉快，包括地點、味道、裝飾及活動內容。而且就連渡假的天數，也非常滿意……這些想像讓你如同置身其地，跟著微笑。

意念
　　我感到滿溢的快樂

方向手印（Anushasana Mudra）（快樂的手勢）

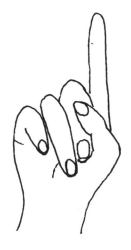

手勢
● 雙手食指指向天空，其餘手指彎曲，拇指放在彎曲的手指上，如同你做出「第一」的快樂手勢。
● 手肘靠近身體，食指指向天空。
● 手靠近臉，你可以往上往下移動手臂。

理解發生了什麼事

方向手印是如何培養快樂的？

藉由使用食指，**氣**元素會被激發，使自由及輕盈的氣流得以流動，因而帶來快樂的感受。

提升方向手印力量的視覺化練習

試著想像一個可以讓你手舞足蹈，既正面又愉快的時刻。可以是過去經驗的重現，或是完全憑空想像一個可以能獲得這樣簡單又強烈的快樂時刻。

意念

我著手做的一切都能讓自己微笑！

豐盛手印（Kubera Mudra）（財富之神）

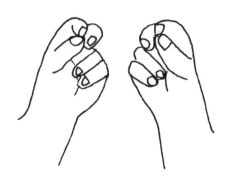

手勢

● 無名指與小指朝掌心內彎曲。
● 大拇指、食指與中指的指尖互相接觸。
● 將雙手放在大腿或膝蓋上，手掌朝向天空。

理解發生了什麼事

豐盛手印是如何培養快樂的？

原文 *Kubera* 意指財富之神。這個手印能帶來深層的自信、自尊、決心與安全感。

它能發展專注力，並幫助我們整合所有為到達自設目標的所需能量。

它讓我們能接觸自己內在的豐盛力。使我們能開拓所有的可能性……及所有可能的事……

提升豐盛手印力量的視覺化練習

想像你的雙手中拿著神奇的阿拉丁神燈。如同熟悉的故事發展，你擦了一下燈，神燈精靈出現了，且給了你三個願望。這三個願望沒有任何限制，你當然可以選擇大部分樂透中獎者的那些老套願望，或是你真正想得到的事物。試著做最真實的自己吧。認真地想像這件事，享受它，並微笑吧。

意念

展現最好的我，歡迎那些對我而言最棒的事物。

我感覺到什麼？ / 我感覺如何？

手勢	練習　前	練習　中	練習　後

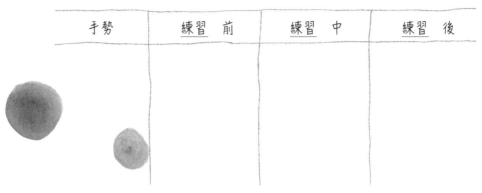

最佳化能量的手印

　　本章節不只是寫給總統、企業經理、超級英雄,及那些總是汲汲營營努力站在頂端的人,亦是給那些日常生活中的英雄們,那些經歷「別無選擇」時刻的人們,那些想要得到力量而捲起袖子奮鬥的人們,還有那些因為將要參與一場競賽,甚至非得要把握一個千載難逢的機會,而必須「深深確信自己能力」的人們。

　　給那些想要在逆境中堅強奮鬥的人,給那些想要在期待已久的面談中成功的人,給那些在公開場合只有幾分鐘就要說服別人的人,及給那些已經很堅強,但還想要更強大的人們。這裡有一系列用來最佳化能量的手印,可以用在需要的時刻及整個過程。因為每個人的能量循環並不相同,每個人須認定哪一個手印對自己本身,及自己的情況最能發揮功用。

　　共同點在於:這些手印能讓人感到就像被推進,就像穿著超人的披風,或是神力女超人的神盾腰帶一般,充滿神力。

無限手印（Ananta Prajna Mudra）(無邊際空間的手勢)

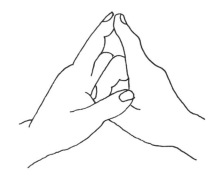

手勢
- 雙手分別以中指及拇指相接成圈狀。
- 將兩個圈互扣在一起。
- 食指互接並指向上方,其他手指向掌心彎折。

理解發生了什麼事

無限手印如何最佳化能量？

原文 *Ananta* 的字義是「無邊際、無限、沒有盡頭……」

代表**火**元素的拇指，與代表**空**元素的中指相接成圈，可以藉此提升火的力量。這是為了以幾乎無限的方式，來開啟意識帶來的影響力。

代表**氣**元素的兩手食指相接，使思考力變得無限。

這個手印可增強專注力、發展記憶力及讓思路平靜。

它能帶來長程的願景，讓我們發展直覺，及把事件中的事物看得更清晰。

提升無限手印力量的視覺化練習

想像你正在一個非常大的會議室，一個重要的簡報正要開始。如同菁英運動員一般，想像你正踏出上領獎台的第一步。你所說的話、所提議的事、所試著要「傳達」的東西都被聽進去了，而且得到了滿分。這並不是一個「自我滿足」的過程，而是一場雙贏的交流。所有的人都樂在其中，包括你、你談話或報告的對象、以及那些相信你的人們。

意念

有個無限能量的儲槽，供應能量給我。

時神手印（Kaleswara Mudra）（時間的主人）

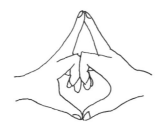

手勢

- 以**合十手印**開始，雙手放在心臟前方，雙手食指彎折並互抵著指節，直到在雙掌間相接。
- 保持中指伸直，無名指及小指朝掌心彎曲，保持輕鬆無須用力。
- 將拇指接在一起，並朝下。
- 注意是呈現心型的狀態，如附圖所示。

理解發生了什麼事

時神手印如何最佳化能量？

　　這個手印是以時神（Kaleswara）作為參考，它讓我們和管理時間的時神連結。

　　它能使我們更好地利用時間，以不同的方式感受時間，建立事情的優先順位，並擁有或至少是幾乎能擁有足夠的時間完成所有事。

　　舉例來說，這個手印可以讓我們的思路及情緒風暴平靜下來。在平靜的狀態下，我們後退一步，才能更容易找到事情的解決方案。

　　時神手印可以被用來解放生活中某些習慣、某些依賴關係，甚至可以用來改變某些個性。它有助於提升專注力，且能刺激記憶力。

　　這個手印的效用，在所有事情的計畫上都非常重要。

　　情緒方面：它能清潔、淨化、加強自信。

　　心理方面：它能注入樂觀及專注力。

　　精神方面：它能帶來快樂，一種完全掌控自己能力的感受。

提升時神手印力量的視覺化練習

　　想像在一個與世隔絕的小島，在那裡時間完全靜止。到處都有大石頭，有點像是Seychelles一般。將這些石頭當成是必須要跨越的必經路程，或者看成是阻礙你前進的埋伏。注意只需要非常少的時間就可以繞過或是爬過這些石頭。觀察自己是多麼地敏捷、有計畫以及有效率。現在在想像必須在特定時間內，從A點到B點。在有限時間內，繪製出最佳路徑，接受必須的減速，體會自己的速度。

意念

　　我愉快地活在當下。

輪手印（Chakra Mudra）（生命之輪之印）

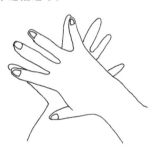

手勢

- 左手掌朝向自己。
- 將右手掌心放在左手掌心上。
- 右手拇指碰到左手手腕。
- 右手食指放在左手拇指上。
- 右手小指放在左手食指上。

理解發生了什麼事

輪手印如何最佳化能量？

　　這個手印被暱稱為「生命之輪」。

　　這是一個非常有效且強大的手勢，可用來成功地使事物開始運行。

代表**氣**元素的右手食指，放在代表**火**元素的左手拇指上，可活化身體的能量及活力，乃至精神方面的活躍度。

代表**水**元素的右手小指，接觸到代表**氣**元素的左手食指，可同時相互刺激作用，且相互調適保持對不同事件的彈性。兩掌心互相接觸，活化了部分器官的反射點，如心臟、腎臟、及甲狀腺。碰觸到左手手腕的右手拇指，可以增進位於手臂及手的經絡能量循環。

提升輪手印力量的視覺化練習

試著想像一個會在電視上看到的遊戲節目，或是遊樂場中看到的那種用來決定贏家的多彩轉輪。上面寫著許多詞，如**成功、達到成就、很棒、有實力、贏了、恭喜、金牌、熱忱、高峰、信心、冠軍、令人佩服**……等。想像轉輪停在你心中想要的那個詞。感受你的喜悅，你的驕傲及所有能注入給你的能量。

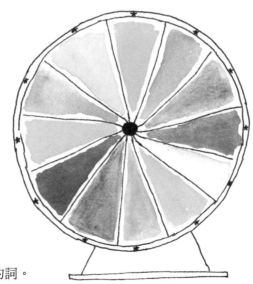

在轉輪上寫下自己偏愛的詞。

意念
　　所有我著手進行的事都能成功。
　　我充滿了活力。

我感覺到什麼？ / 我感覺如何？

手勢	練習　前	練習　中	練習　後

克服恐懼的手印

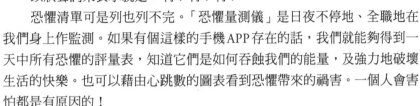

憂慮、焦慮、警戒狀態、不安全感。

以一個詞來概括就是：**恐懼**。

以狀聲詞來表示就是：啊！啊！啊！……

恐懼清單可是列也列不完。「恐懼量測儀」是日夜不停地、全職地在我們身上作監測。如果有個這樣的手機APP存在的話，我們就能夠得到一天中所有恐懼的評量表，知道它們是如何吞蝕我們的能量，及強力地破壞生活的快樂。也可以藉由心跳數的圖表看到恐懼帶來的禍害。一個人會害怕都是有原因的！

對，人都會害怕。所有的人都有害怕的事。生活中的一切都是為了讓我們害怕、焦慮、懷疑、不寒而慄……而我們也給了它侵入體內的機會。

難道不是這樣嗎？

請勾選幾個你在一天中經常感到的恐懼。

你害怕……

- ☐ 沒辦法做到某件事
- ☐ 沒辦法通過考試、競賽、運動考驗、面試
- ☐ 沒辦法賺到足夠的錢、沒有足夠的錢
- ☐ 冒險
- ☐ 做決定
- ☐ 虛無的未知
- ☐ 別人對你的看法
- ☐ 被拒絕
- ☐ 被背叛
- ☐ 被拋棄

- ☐ 被批評
- ☐ 說真心話
- ☐ 無法總是在最佳狀態
- ☐ 說出事實
- ☐ 改變
- ☐ 留在自己的陰暗面
- ☐ 離開
- ☐ 開始
- ☐ 大膽嘗試
- ☐ 得到回應
- ☐ 直接面對情況
- ☐ 小昆蟲
- ☐ 毛茸茸的怪獸
- ☐ 黑
- ☐ 狼
- ☐ 隔天
- ☐ 打雷
- ☐ 某個人
- ☐ 某件事
- ☐ 恐慌
- ☐ 成功
- ☐ 過於享受順利進展

由你來繼續完成這個列表

- ☐ ....
- ☐ ....
- ☐ ....
- ☐ ....
- ☐ ....

　　這些恐懼就如同一段段的膠帶，那些褐色的、用來黏貼搬家紙箱的膠

帶，或是像那些黏在夾腳拖下面的口香糖，一旦被黏上了很難擺脫得了。

這些恐懼帶來的危險有時是真的，但大部分都是自己想像出來的。我們害怕的是，對一種不存在的恐懼感而到害怕的感覺。我們預期可怕的事會發生，有時甚至是令人非常恐懼的情況，一邊預想著……便僵住動彈不得，事情做到一半踩煞車，污染自己的想法，甚至會焦慮到胃食道逆流，也就是所謂火燒心。

大多時候，僅管知道恐懼只會愈來愈占據我們，但還是把恐懼關在自己的身體裡。

有時，為了要減少自己的壓抑，我們會跟別人提到這些恐懼，以為說出來就能避開命運安排。

當我們分享對於衣櫃中濕黏怪物的恐懼時，別人總說這些怪物並不存在，只要打開衣櫃或是檢查一下床底下就好，還會再加上永恆名句：「你看，什麼都沒有啊？哪有什麼鬼怪住在房間裡。」

我們害怕達不成某件事，害怕不能總是有最佳表現……但別人總是告訴我們：「你一定可以做到的啦！你是最棒的。」

我們擔心死亡，而人們總是安慰說：「人當然總有一死啊，這是命運，只是我們不知道什麼時候會發生罷了……」

我們表現出對窮困的恐懼，人們就會提醒我們：「想想路上無家可歸的流浪漢，又冷又餓，而且還不知道自己明天是不是還活著，絕對比你還有資格覺得害怕……」

真正的主題，該問的問題應是「如何克服恐懼且減少恐懼感呢？」

其實沒那麼複雜。當問題出現時，總是會有解答的。而且，解答時常就在我們身邊，只是沒注意到罷了。

本書提出的手印正可以用來拯救你、使你感到輕鬆、保護你、幫助你抵抗，特別是讓你得到更好的生活。

手印是以特殊的姿勢及精準的方式來擺出手勢，將能量引導到身體所需的特定部位。

當你害怕，當你離開舒適圈時，你的呼吸會有所變化，甚至會有呼吸不順的情況。如果意識到這一點，就可以更容易地回到你的舒適圈，或是擴大這個圈的空間。

盔甲手印（Vaikhara Mudra）（具能量的盔甲的手勢）

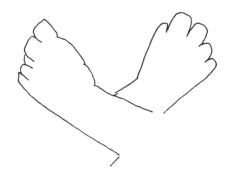

手勢

- 想像身上穿了一件有保護力的披風。
- 雙手握拳，把大拇指包在其他四指裡面。
- 拇指指尖碰到無名指的第二個關節。
- 前臂在胸前交叉，拳頭朝著身體。
- 右拳放在左肩關節與鎖骨間的凹陷處。
- 左拳放在右肩關節與鎖骨間的凹陷處。

理解發生了什麼事

盔甲手印是如何克服恐懼的？

所有彎折的手指，可平衡且集中元素的能量及特性。會出現一種保護感。**盔甲手印**抵抗對事物的恐懼特別有效，像是一種自我防衛的手勢。

這個手印的作用像是情緒的盔甲。它能產生一種圍繞著你的保護能量場，幫助你面對生活中出現的各種挑戰，並像築起水壩般隔絕負面能量。

這個手印能帶來保護感、勇氣、力量及信心。

它能活化保護系統、保護胸部及喉嚨這些身體的脆弱部位，提升位於這些部位的呼吸能力。

提升盔甲手印力量的視覺化練習

想像有一個繭，屬於你的繭。你在裡面，裡頭是你喜歡的環境，你覺得很舒服，它完全是依你的喜好製成，材料也很堅固，讓你覺得安全。你可以想像它的外觀，及它是如何製成的。沒有什麼能傷害你，沒有人能進到裡面，沒有人有鑰匙，沒有人能碰到你。你可以決定從裡面出去的時機，可以出去逛一圈再回來，或是在裡面將自己轉變成蝴蝶。

意念
我感到安全。

象神手印（Ganesha Mudra）(象神的手勢)

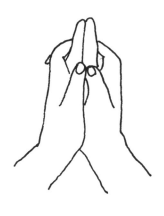

手勢
- 先以**合十手印**開始，於心臟前作祈禱的手勢。
- 食指由外捲住中指。
- 無名指及小指交扣在一起。
- 拇指放在中指的根部，且捲住中指的食指指尖，最好能在中指的另一邊接在一起。
- 手放在胸前，前臂與地面平行。中指可以指向天空或指向前方。

理解發生了什麼事

象神手印是如何克服恐懼的？

這個手印是以象神（Ganesha）作為參考，祂是障礙之神，是印度神靈中非常有名且受尊敬的神之一。祂能在我們的選擇不那麼理想時，在前方提示我們，或當有事物阻擋我們實現人生願望時，除掉這些障礙。

象神是我們內心的力量，能以一種非常細微、不可見但真實存在的方式，正向地影響我們的人生。

這個手勢能帶來強大的保護。同時也能帶來強大的安定感、統合力及提升明辨能力。

提升象神手印力量的視覺化練習

想像你的面前有一頭大象，像是在印度的象神廟前方，感覺到牠的長鼻，以一種保佑你，且帶給你保護的方式，放在你的頭頂上。你爬到牠的背上，坐在座椅裡，從那裡你能看見所有的障礙，大象每走一步，你能看見牠掃掉或踩扁的那些障礙物。牠的大耳朵邀你傾聽當下真實的聲音⋯⋯你會感受到可以依靠自己的智慧及經驗來面對生活中無數的困境。

意念

所有的阻礙都被掃開了。

我以勇氣、開放的心胸及信心面對所有阻礙。

指地手印（Bhumi Mudra）（以大地作見證）

手勢

- 雙手小指、無名指及中指朝掌心彎曲，而食指及大拇指維持伸直狀態。
- 雙臂在身體兩側，雙手食指用力地指向地面。

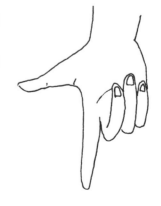

理解發生了什麼事

指地手印是如何克服恐懼的？

　　朝掌心彎折的手指，代表得以掌握運用**土**、**水**及**空**元素，而指向地面代表**氣**元素的食指，以地作為錨定點能帶來穩定性。這個手印，具代表**火**元素的拇指之特定手勢，能更加活化穩定感。

　　指地手印的作用主要是在土裡紮根，及堅實的下錨，能穩定自己，如此一來恐懼就難以擾亂你。它是以我們的大自然母親為形象的地神（Bhumi）作為參考。

提升指地手印力量的視覺化練習

　　想像你在一個植物園裡，裡面有棵非常巨大的樹，它外露出其粗壯的根。僅管有非常強勁的風，這棵大樹卻一點也不為所動，甚至最高處的樹枝也僅是輕微搖動。你坐在其根部的位置，風環繞在你的身邊，你感受到氣流，你看到遠處的樹木與植物，被風吹得東倒西歪。而你，在一個非常安全的地方。

意念

　　我感到完全的安全、紮根的穩定及被保護的感受。

無畏手印（Abhaya Mudra）(保護及祝福的手勢)

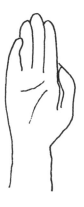

手勢

- 右手舉到與肩同高處，手掌向外打開。
- 手指可以併攏或分開。
- 左手掌可以是打開，朝向地面的，也可以放在肚子前方，朝向天空。

理解發生了什麼事

無畏手印是如何克服恐懼的？

這個手勢代表了五元素，掌心的正中間是連接點。手掌打開並高舉可以傳遞五元素的能量及特性到我們周圍的環境中。

Abhaya 在梵文中意指「無畏、安寧及安全感」。無畏手印的主要功用是讓恐懼退散，能用來控制恐懼及焦慮。

這個手勢代表保護及仁慈。

它能活化位於心臟附近及喉嚨位置的呼吸循環。

提升無畏手印力量的視覺化練習

想像在一個大熱天，一個村莊的廣場上，有一個漂亮的噴泉。水從一個看起來很兇猛的獅子口中流出。獅子是石頭作的，當然不危險，但噴出的水柱很強，水壓很大。把手放在水柱前接水，感受到水的清涼，並把手往獅子的臉靠，直到能碰到它。你用手掌擋住獅子口的噴嘴，試著把水堵住，水柱變成四濺的水花。你擁有能輕鬆做到這件事的力量。你可以把手堵在獅子口，愛堵多久就多久，然後把手拿開後，再重新看獅子口中流出的水柱。

意念

我很平靜，有自信且充滿勇氣。

不動信心手印（Vajrapradama Mudra）(不可動搖的信心之手勢)

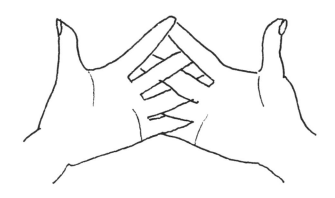

手勢

● 雙手手指於胸前交扣，掌心朝向心臟，大拇指自然地朝上，這個手勢無須考慮雙手的前後位置。

● 朝上打開手掌，手指產生拉伸感。

理解發生了什麼事

不動信心手印是如何克服恐懼的？

交扣的手指像是織出一張圍繞著你的安全網。

不動信心手印主要針對信心作用，甚至可說是個不可動搖的信心及安全感的手勢。這個手印能安撫焦慮，能讓我們感受到具有迎接新挑戰的能力，且能重新肯定自身內在的力量。張開的雙手能增強信心，且能帶給我們迎接新挑戰的能量。

原文 *Vajrapradama*，代表打電與閃電，能帶來非常強大的力量。

提升不動信心手印力量的視覺化練習

　　想像一艘船剛把你留在一個迷你的無人島，就只有幾堆小沙在潟湖中間的那種版本。沒有椰子樹，沒有灌木叢，也沒有無線網路。更糟的是，太陽非常大，而且船只會在傍晚才回來接你。恐懼和焦慮開始找上你了。奇蹟似地，在小島的另一邊，好像有些鮮艷顏色，吸引了你的目光。看來是把非常大的陽傘，實在是令人難以置信，但它真的很漂亮，而且真的就在那裡。它的狀態很好，顯然是之前有人像魯濱遜漂流記般忘在那裡的。想像你打開它的時刻，它的傘面可以緊實地被撐開。當傘影出現時，希望又重現了，而且眼前景色從未如此美且平靜。

意念
　　我以熱忱和自信來行動。

我感覺到什麼？ / 我感覺如何？

手勢	練習　前	練習　中	練習　後

84

減輕悲傷的手印

　　字典裡對悲傷的定義是「經歷傷心或憂鬱事件的狀態」。在真實生活中的悲傷，能以一千零一種方式來表達，如哭得像個孩子、錐心刺骨一般、身體像被掏空般、行屍走肉般……

　　在悲傷前面，每個人的表現都不同，但我們同樣都是人，儘管是最樂觀的人，也會經歷像是被困在濃煙裡一般，喘不過氣的悲傷。我們都很努力抵抗這個令人不快的感受，害怕不能成功找回活力，重新撥雲見日，從谷底回彈。

　　巨大的痛苦、短暫的悲傷、星期天晚上的憂鬱……這是個列不完的清單，且每個人都有屬於自己的清單。想要量測悲傷的強度，是沒有什麼意義的。我們沉浸在悲傷的大海中，就只是這樣而已。

　　有一件可以確定的事 —— 你絕對有悲傷的權利，你有充分的理由可以感到悲傷。但你的雙手也掌握了一切，掌握了能重見那灰暗天空中一小塊藍天的能力。況且，如果以理智的角度來看，我們通常沒有別的選擇，只能讓悲傷伴著我們生活，所以最好能接受它，找到繼續前進的方式。

　　沒問題，你一定可以做到的！

　　如同一台飛機在泥淖裡起飛，重新找回藍天，並在太陽底下飛過一片美麗的厚棉田。

　　又如同在海邊，當你無法抵抗海浪，那就先潛到海裡，笑著從另一邊游出來就好。如果海浪不停地過來，那就重新潛到水裡，或乾脆直接衝浪吧。

那麼該怎麼做呢……
- 你不會在接下來幾小時內搭飛機，而且你的背上也沒有翅膀。
- 你沒辦法立刻就可以借到一個衝浪板。
- 你覺得這一切聽來不錯，但說的比做的容易啊。

那麼就從最簡單的做起，練習手印吧。

觀察你的十根手指頭。它們就是你最好的盟友。

手印能拯救你，它會幫助你稀釋、溶解、吸收你的悲傷。

在不難過的時候，要持續練習它們，當悲傷重新出現的時候，你就能領先一步直接接受它，接著再輕輕地用手背將它推開。

天堂階梯手印（Sopana Svarga Mudra）（天上的階梯之印）

手勢

● 先作出**合十手印**的手勢，手掌對著手掌。

● 將掌心稍微向下轉，雙手間出現空間。

● 將左手拇指放在右手拇指上，然後將手指交錯疊放：
  ○ 右手食指放在左手拇指
  ○ 左手食指放在右手食指上
  ○ 右手中指放在左手食指上
  ○ 左手中指放在右手中指上
  ○ 右手無名指放在左手中指上
  ○ 左手無名指放在右手無名指上
  ○ 兩手小指保持伸直且朝上

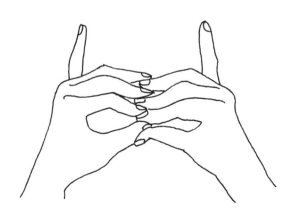

理解發生了什麼事

天堂階梯手印是如何減輕悲傷的？

　　這個手印藉由排除悲傷、絕望感，可有效地改善心情，甚至在那些令人感到絕望的情況下也都有效。互相疊在一起的手指形成像階梯一般的形態，用來減輕每個元素帶來的情緒。朝上的小指用來增加流動性與靈活度，內心深處會有一種非常輕盈的感受。

提升天堂階梯手印力量的視覺化練習

　　想像一個通往一座雄偉高山的階梯，在那座高山的山頂，提供了絕佳風景與充滿色彩的景觀。你到達了山頂，空氣清新且甜美。在高處，你可以俯視那些積在山谷中的陰霾。在那裡，你感到自由，而自由讓你進一步感到快樂。

意念

　　我的心敞開，充滿輕盈感。

　　我輕鬆地呼吸。

內在微笑手印（Hansi Mudra）（微笑與勇氣的手勢）

手勢

● 拇指、食指、中指及無名指四指的指尖
　 全接在一起。

● 小指保持伸直。

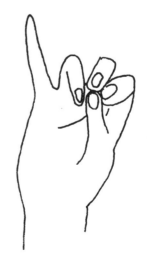

理解發生了什麼事

內在微笑手印是如何減輕悲傷的？

　　這個手印將呼吸帶到胸腔上方及肋骨。它能放鬆上背部、肩膀及胸部的肌肉。

　　內在微笑手印能向你灌注勇氣、自我接受與自我愛護。它能重新向內給予微笑，有時在練習中甚至也帶來了外在的真實微笑。

　　它能改變振動頻率，並增加好的振動波，也就是能驅散並消除悲傷的「共鳴波」。生命能量得以循環得更好，我們感到更強大，也更輕盈。

提升內在微笑手印力量的視覺化練習

　　想像一片布滿了烏雲，只有一小塊藍天的天空。烏雲代表著你的悲傷，而當你愈專注於看著那一小塊藍天，你的視野所及之處就盡是藍天，如此，讓微笑重現也就更容易。

意念

　　我要讓微笑充滿我的內心。

釋迦牟尼手印（Shakyamuni Mudra）

（釋迦牟尼的手勢）

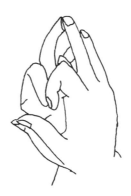

手勢

- 雙掌互相靠近。
- 彎曲食指及無名指。
- 雙手拇指、中指及小指的指尖各自成對互接。

理解發生了什麼事

釋迦牟尼手印是如何減輕悲傷的？

　　這個手印是以悉達多・釋迦牟尼（Siddhartha Gautama）作為參考，祂被稱為釋迦牟尼，是一智者，或是意為明白之人的「佛」。

　　代表**氣**及**土**元素的食指和無名指朝掌心彎曲，而同時拇指、中指及小指伸直且活躍。這個手勢能產生**火**、**空**、**水**，這些我們所需的能量，使我們離開目前的情緒狀態，找到內心所需的快樂和平靜。

提升釋迦牟尼手印力量的視覺化練習

　　想像你穿著一套顏色有點陰沉、非常呆板無趣、過小或過大、太緊或是太寬鬆的衣服。現在想像要換上你偏愛的服裝，它合適地像手套一般，讓你穿上後更添光彩，它完美地與你搭配，襯托出你的膚色，帶給你極佳的外觀與風格，讓你從靈魂深處，感到自己是王子或是公主一般。好好享受這一刻吧。

意念
　　快樂進駐到我的內心。

我感覺到什麼？／我感覺如何？

手勢	練習　前	練習　中	練習　後

找回平衡的手印

在找回平衡的過程中，曾偷偷幻想找到神奇方法，或是破解密碼的人，請舉手。

就承認吧，這有點像是追尋聖杯一般，是永遠不可能達到的。我們嘗試所有的可能，盡可能地準備一切，為了要達到目的，早已筋疲力竭。有時是為了要保持健康，但更常是為了要改善健康。

又或是希望能像以下這些人一般：

- 診所外幾小時前才剛生完孩子，但狀態完美的女人；
- 感動落淚的男人們，他們的妻子公開流露出對他們和及其理想家庭的讚美之情。他們的家庭總是如此美滿，不因時間流逝而改變；
- 活躍於雜誌上、晚宴或會議中的商場女強人，她們能理所當然地找到生活及工作的平衡。在只有四小時的睡眠後，還能應付一個接一個的會議，同時照顧家庭，找到時間採買食物放在冰箱裡，上瑜伽或是拳擊課，甚至找到時間和自己所愛的人視訊通話。只要好好安排時間，這一切都不難；
- 看來高高在上，沒有什麼能影響他們的男人及女人，對他們來說，唯一重要的事，只有達成他們的目的；
- 辦公室的同事，能處理所有問題，並找到生活的平衡。而人們提到他時總在心裡想著：「我實在不知道他怎麼辦到的」。

這些平衡是如此迷人，一直吸引著我們，就如同花蜜或是蛋糕吸引著蜜蜂一般，無法逃離。專注在自己身上，找回你個人的平衡，絕對是一個更好的選項。

第一件要從你的平衡中移除的累贅就是：停止拿自己的平衡和別人比較，也停止追求達到別人的平衡。

第二個要移除的累贅是：夢想有一天要成為一個走在鋼索上的人，在鋼索上前進你的人生，達到無論是事業、感情關係、家庭、朋友、運動、飲食或其他事物間的完美平衡。那些遙不可及的夢想是很神奇又美好沒錯，但重要的是實踐；也就是說，你若非真的成為那個找到所有平衡，走在鋼索上的人，不然就只能像現在，只是坐在電腦前做夢了。

　　第三個累贅，是你對平衡不經意的態度，要把這種態度拋開，因為：自己的平衡凌駕於一切之上，比其他人的平衡都要來得更重要。這並不是指殘忍的自私，這是你前進的方向。因為若是不優先考量自己的平衡的話，你將會自然而然地失去平衡。你會動搖，開始搖擺不定，有時甚至在困難襲擊時、低落時、命運衝擊時，失去立足之地。

　　不要有先入為主的觀念，也不要攻擊與自己信念不同的人。有的只是建立平衡的方法，及其間避免搖晃失衡的方式。而主要的限制就是：這真的是出自內心真正想得到的，且是你自己決定的 —— 畢竟你才是自己平衡的大老闆啊。

　　這裡提供給你的三個手印，目的是幫助你找到「中心」，從而增進你的平衡。
　　猜猜看在這個特定情況下，手印針對的是哪個部位……換句話說，你認為中心是對應於身體的哪一部分呢？

　　□ 肚臍（參考「身體與世界最初的連結處」）
　　□ 腳踝（參考「帶給我們站立的穩定性」）
　　□ 骨盆

　　答案是骨盆。我們在此建議的手印主要就是針對骨盆作用。

　　問這個問題的目的，是向你解釋手印有其常識及對健康有益的邏輯，且同時也可讓你會心一笑，經測試證明，若在練習手印時是處於快樂狀態的話，手印也會更有效果。你愈是專注於追求的平衡，也就愈能感到手印的效果。你必須將這些記在心裡，無論是在練習前、練習中、或是練習後。

以下就是三個針對增進平衡有效果的手印。請做這三個手印的練習，並注意觀察變化，再選擇你最喜歡的一、兩個，或甚至是三個手印來練習。只有你知道哪個手印對你最有效果。

哈基尼手印（Hakini Mudra）（融合的手勢）

哈基尼手印（Hakini Mudra）（融合的手勢）

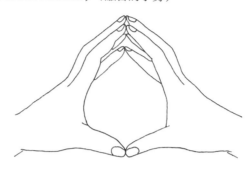

手勢
● 雙手手指成對互接，兩掌間形成空心狀，像鳥籠一般。
● 將雙手放在肚子前。

理解發生了什麼事

哈基尼手印是如何找回平衡的？

　　這個手印代表女神哈基尼（Hakini），人們常將祂與第三隻眼，及內心的智慧中心作連結。這個手印調整我們的內在智慧，在身體、能量、情感、情緒及精神各層面的分布。雙手的手勢得以活化所有元素，並使它們彼此保持平衡。

　　它將平衡帶到整個身體，並再將其帶回中心。它能整合一件事情的所有面向，能夠觀察事情的全貌，找到最好的解決方法，留下和諧及經驗整合的感受。能量在身體中更自由、更流暢地流動。而且，它還能引導氣到全身各部位，改善各部位的呼吸濃度。

　　我們工作的時候，時常在沒有意識到的情況下，手指就做出**哈基尼手印**。

提升哈基尼手印力量的視覺化練習

　　想像一個大教堂的中殿，如果需要靈感的話，可以試著參考巴黎大皇宮的形象。你在正中央。無論是地面上，還是高度上，你都在這個巨大空間的正中間。你擁有360度的視野，能完完全全看見所有圍繞著你的部分。接著想像一條簡單的，很長的電線，末端連接著一個非常亮的燈泡，這條電線從中殿的最高點開始，降到距你的頭只有幾公分的地方。燈泡會發熱，但不會讓人感到燒灼感，非常明亮但不刺眼。

意念
　　我感覺我的心靈和身體，及所在的環境，愈來愈和諧地融合在一起。

土手印（Prithivi Mudra）(土元素及紮根的手勢)

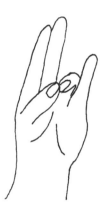

手勢
- 拇指和無名指彼此輕壓在一起，其他手指保持伸直，但有彈性的狀態。
- 將雙手放在大腿或膝蓋上。

理解發生了什麼事

土手印是如何找回平衡的？
　　當你在生活中遇到缺乏自信，需要一股內在的支持力量與相信自己的信念時，這個手印將帶給你方向。當練習這個手印時，你的呼吸在骨盆位置會被放大。能量會擴散到身體的下方，這個日本人稱之為「腹」的中心，能在地上有穩定的錨定感。這個手印能帶來力量、穩定性、自信和信心，特別是藉由無名指帶來象徵的土元素。**土手印**能由提升土元素的特性，刺激骨骼結構。

提升土手印力量的視覺化練習

你在堅實的土地上，前面有一棵巨大雄偉的樹。你觀察到它巨大外顯的根部，想像著它能帶來的所有強大影響，能使這棵樹直直聳立，即使在強風中，也只有最高的幾根末梢樹枝會搖動。雙腳在地上站穩，想像著你也有根，無論粗或細，長或短，總之有著深入地裡的根，有著剛好的長度，能讓你穩穩地固定在地上，就如同那棵有著粗大樹根的大樹，你感到無論發生什麼事，都無法讓你失去平衡。接著，請試著享受這一刻。

意念
我能堅持不懈，完成所有工作。

根輪手印（Muladhara Chakra Mudra）（根部的手勢）

手勢
- 雙手中指在第二關節處彎折相碰，小指、無名指、食指伸直，且指尖相碰。
- 雙手拇指並排靠著，放於食指上。
- 手指可以朝向天空或朝向前方。
- 你可以自己決定最好的姿勢。

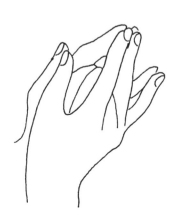

理解發生了什麼事

根輪手印是如何找回平衡的？

　　這個手印非常強大，它能引導呼吸到我們身體根部，也就是稱作第一脈輪的能量中心。並在身體中心的骨盆區域，產生紮根和穩定的感覺。根輪手印能重新調整不平衡的事物，甚至能非常細膩地讓移位的骨頭回到原本的位置。

提升根輪手印力量的視覺化練習

　　想像你在一個地平線消失於無盡遠方的地方，一個無限廣闊的地方，沒有任何外來的東西可以打擾你，你在絕對的安全狀態。這時你必須選擇向北或向南行走，想像一下，你的手裡拿著指南針，在跟隨著無止盡的指示往前走的同時，邊欣賞令人屏息的壯麗景色。就是在這種時刻，你會感到自己完全處於這個地方的正中央，你會與這裡達成完美和諧，同時，你也知道你必須做的事。一種寧靜的力量於內部而生。這個手印能帶你往正確的方向，走向正確的道路。

意念

　　我讓自己處於安定、穩定且平衡的狀態。

我感覺到什麼？ / 我感覺如何？

手勢	練習　前	練習　中	練習　後

平息憤怒的手印

憤怒、絕望……

我們很生氣。

它逐漸增強，然後像在海上形成的旋風一樣，愈來愈接近海岸造成危險。這種憤怒可以是他人的、你自己的、或你對其他人的。注意，暴風雨要來了，它會掃開所有擋在前方的事物，最少也會造成些許嚴重破壞。

它可能會觸發一個爆點，像我們點燃火柴一般，這時可不像之前提到的暴風雨的例子。這種極為突然的衝動行為，就如同想把造成我們傷害的人大卸八塊。它可以在你的身體裡持續存在。我們不斷迴圈，重新回顧這個事件，為想忘記它而抵抗，但是憤怒的力量比什麼都強大。

它也可能不時發生。這種憤怒會一時地過去，但若未真的經過消化分解，它會時不時地重新回來。就像需要非常長時間消化的菜餚一般，憤怒的特徵就是會造成「胃酸逆流」。

我們氣得咬牙切齒。我們氣得發抖。我們很憤怒。我們氣到七竅生煙。我們爆炸了，從體內炸開到體外。發怒的原因可以是千百種，可以是最高等級的背叛，或是拳擊賽中的違規踢下身，或是小到在乒乓球比賽中的失分。

總之可以肯定的是，這是難以忍受、難以控制自己的挑戰。因此產生的非常負面的感覺，帶給我們極大的傷害。在背負著報復計畫的背景下，彷彿陷入了一種沉迷的旋渦中，我們想恢復榮耀，特別是自己的榮耀。

糟還可以更糟，憤怒竟被導向了自己。它更加鬼祟、更加邪惡甚至更具破壞性。我們通常無法看見它，也無法理解它。這和一個人的神智清

不清楚無關，我們一直都是這樣，看得見別人的問題與缺點，卻總是看不見自己的。

這種「對自身的憤怒」既有害也完全沒必要。但已經發生了就算了，且那些沒辦法再多做什麼的事，就接受做什麼都是無濟於事吧。

結論：強烈建議讓憤怒退散！

有好幾個方案，比如說：
1）決鬥，但你的櫃子裡至少該有把劍吧？
2）練拳擊、練空手道、忘情地奔跑、在懸崖邊緣大喊但不往下跳，且要加點戲劇性的成分。但最根本的問題並沒有解決……
3）要使自己在腦中真正脫離那個生氣的情境，我們才能變得更強，才能凌駕於一切，要不然數了那麼多羊來入睡，但半夜又失眠醒來，不就一點用處也沒有。與其努力找到真正的解藥，卻向辦公室同事或家裡的其他人發洩無謂的怒氣，到底有什麼好處？

當然第三個選項是最理想的方案。但是在這場激烈的戰鬥中，這肯定是我們想得到的最後一個選項，就像CSI犯罪現場影集一般，警報在各處響個不停，我們無力應付，也像鬧鐘一樣，一旦響起就一直要到按下對的按鍵，才會停下來。

你不必是個科學家，就可以分析整體情形：能量的運動完全混亂，火太強，冒出的煙阻擋了視線，且使空氣變得令人無法呼吸。

為什麼手印可以平息憤怒，怎麼辦到的呢？
首先，從常識說起：我們愈是抗拒憤怒，愈是拒絕接受那些認為無法接受的事物，愈會讓憤怒聚在一起，形成更強的結晶。就像硬水生成的石灰水垢不斷累積在水管，總有一天洗衣機會因排水阻力過大，而無法使用。

手印能幫助你轉化憤怒，引導你的能量，使其能在更合適的部位循環得更好。並平息消耗大量精力，尤其是消耗自己的能量火焰。

手印能助你控制憤怒，以一種細微地、不引起注意的方式進行，就像是特種部隊在和恐怖分子談判一般。擁有力量的是你，不是它。你能將它引導到另一個方向，轉化這種情緒，甚至重新讓微笑回到臉上 —— 不是那種表面的假笑，而是重新拿回韁繩、重掌控制權的那種，發自內心，深深滿足的微笑。

　　以下就是最適合用來達到這個目的的三個手印。

　　你可以練習這三個手印，把它們當作是「生氣時的急救包」，在緊急時候拿出來用，或是也可以依憤怒的種類，選擇一個來用。只有你能評斷哪個對你來說最有用，因為以能量角度來看每個人都不同，更別說每個人對手印的反應也都不同了。

拳手印（Mushti Mudra）
（力量的手勢）

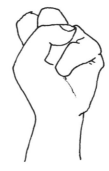

手勢
- 你可以握緊雙拳，把拇指包在其他四指內。
- 拇指的指尖碰到無名指的第二個關節。
- 雙手放在大腿上，手指部分向著大腿。
- 拇指也可以放在掌心中。

- 或是也可以緊握拳頭，拇指不往掌心收，而是從外面壓在其他四指上。
- 緊緊握著拳頭。
- 雙手手肘彎曲，拳頭的部分與肩同高。
- 若必要，可以找個讓手肘放著休息的支撐物。
- 當在練習手印期間，請勿移動手臂、手掌或手指。

理解發生了什麼事

拳手印是如何平息憤怒的？

　　根據印度神話，緊握拳頭的象徵是由一場毗濕奴與毀滅力量間的戰役而來。毗濕奴是維持秩序的力量。

　　梵文「*mushtika*」意指拳頭，拳頭集結了所有的能量。

　　這個手印能用來控制及保存能量，它能控制你的攻擊性。

　　這個手印能在骨盆部位儲存生命能量。在憤怒時，能量會由太陽神經叢升起至心及頭部。因此，透過此手勢，能量會停留在下半身，而不會增加憤怒的感受。所有手指皆朝掌心彎折：所有的元素都在控制之下，拇指在此發揮控管的作用。頭腦能好好地「做主」並下指令。

提升拳手印力量的視覺化練習

　　重回一個讓你非常生氣的場景，一個讓你還沒辦法消化忘懷的經驗。想像將所有的憤怒放在你的拳頭裡，像是把它關在監獄，像是你將它限制在一個特定的地方。你用力握緊拳頭，它將會變成灰。當你打開手掌，向掌心一吹，它就會隨風而逝，在指間不會留下任何痕跡。好像憤怒就這麼消失了。

意念

　　我有方向性地引導我的內部力量。

全心手印（Purna Hridaya Mudra ）

（敞開的心之手勢）

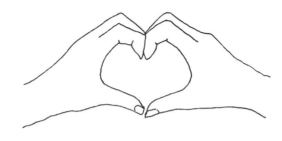

手勢

- 從**合十手印**開始，雙手在胸前合掌。
- 將所有手指彎向手掌，保持指甲部分互碰。
- 拇指的指尖互碰，朝向下方。
- 手形成了一個愛心形狀。
- 手指也可以互相交扣，如此能使手印更具力量。

理解發生了什麼事

全心手印是如何平息憤怒的？

在這個手勢下，肋骨骨架保持擴張，吸氣時間變長；給人振奮的能量感受，幫助我們應對自己情緒的活力。呼氣一樣也變得較長，能讓人由心臟釋放壓力。

它引導「生命能量」的流動，由手流向心臟。

提升全心手印力量的視覺化練習

想像一個使你極度生氣失控的情況，或有個會引發你強烈憤怒的人，就站在面前。就像你為了看得更清楚得戴上眼鏡，或者在太陽下為了保護眼睛，得戴上太陽眼鏡一樣，將此心形的望遠鏡放在你的面前，也就是說把手指擺成**全心手印**的手勢。請務必謹記在心的是，關鍵不在問題本身，而在於我們面對問題時的反應。

意念

我在一個平靜且安寧的地方。

我在內心敞開了一個平靜且安寧的空間。

憤怒手印（Bhairava Mudra）（兇狠的濕婆之手勢）

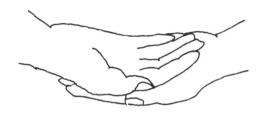

手勢

● 左手形成碗狀，放在大腿上。

● 將右手放在左手上。

● 左手的手指接觸右手的手背。

理解發生了什麼事

憤怒手印是如何平息憤怒的？

拜弱瓦（Bhairava）是濕婆神在除去無知面紗之後，兇猛的形式。這個手勢有助於消除阻擋我們得到自由的事物，像是那些污染我們內在、監禁我們及毒害我們存在的情緒化反應。

它能啟動放棄、鬆手的狀態。引起深層的平靜與安寧。

接觸的雙手能讓兩個腦半球的訊息交換更加活躍。

雙手還代表了人體的兩個主要能量流，左脈（Ida）和右脈（Pingala），即我們自身的陰陽面。相接的雙手象徵著個人，和我們存在的普世或宇宙間的緊密結合。

右手代表活躍的男性能量，其在左手上方，因而占主導地位。這個手印同時代表了無懼的濕婆神，能夠摧毀幻想並接受變化。

若我們將左手放在右手中，那麼即是以陰性能量主導的**陰性憤怒手印**（Bhairavi Mudra）。陰性憤怒手印是神性可怕的一面，它能催毀所有可能淹沒我們的邪惡。

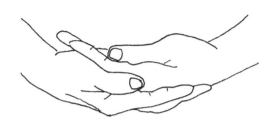

提升憤怒手印力量的視覺化練習

想像你躺在一個吊床中，在兩棵椰子樹間，處在大自然之中。柔和的風使你神清氣爽，且輕輕地搖動著吊床。你望向天空，看著飄過的雲，一切是如夢般奢華、寧靜、充滿樂趣。除了接受吹過來的風將你輕輕地搖動外，沒有其他事要做了。

意念
我感到輕盈且充滿能量。

我感覺到什麼？ / 我感覺如何？

手勢	練習 前	練習 中	練習 後

寬恕用的手印

絕對沒辦法。

當一個人才剛被欺負、遭到不公、被羞辱、被傷害、心裡被刺傷時，絕對沒辦法把「寬恕」這個詞聽進去。

我們腦海中肯定只有一個詞：報復。

融合想法、技巧、策略、計畫，只為了想去傷害、破壞，嚴重打擊對方。且對方要傷得夠重才行。

我們不斷地重複：他真搞不清楚自己在跟誰打交道。

早已被別人的攻擊削弱了我們重要的「平衡」和「生存之樂」，再加上這些負面想法，更是讓它們急速減少。我們並沒有真正意識到這一點，因為眼前只有一件事情最重要：一定要讓對方傷得比我更重。

聽來很正當，也是人性，沒什麼好說的。無論是什麼，在這裡先不予評判……

一位美國作家路易斯・斯梅德斯（Lewis B. Smedes）對於寬恕的名言，替我們點亮了一盞明燈：「寬恕是給囚犯的自由，但往往自己才是這名囚犯。」

手印，特別是這裡建議的這幾個，能同時帶給你寬恕的力量，及安撫自己的方式。

只有自己知道什麼時候準備好。世上並不存在所謂「最好的時機」，或是「標準流程」。時間會讓事情自然發生，並將烏雲從頭頂推到遠處。
然而現在就可以確定的是，你越清楚利用手印的目的是什麼，它就越有效果且更有益。

放開手印（Kshepana Mudra）
（放手的手勢）

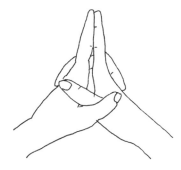

手勢
- 先做**合十手印**，雙掌在胸前合十祈禱的手勢。
- 左手手指在其對應的右手手指之上的情況下，稱左手主導，交扣所有手指，只留下食指朝上。
- 食指指尖輕壓在一起。
- 左手拇指輕壓在右手拇指上。
- 手也可以改變朝向，以食指指向地面。
- 練習此手勢的同時延長吐氣的時間，可練習9至18次拉長吐氣，不能再多。

　　放開手印是一種排除的手勢。非常重要的是，不可以練習太長的時間，不然新生的能量也會一併被排掉。

理解發生了什麼事

放開手印是如何帶來寬恕的？
　　這個手印是放手的手勢。**氣**元素因兩隻食指互碰而被活化。能產生一種更新的活動，就像吹掃而過的輕柔微風，能掃除負面能量及想法。由於右手拇指（**火**元素）被左手拇指施加的壓力活化，使其更加活躍。
　　放開手印能刺激身體、情緒及精神上的排除作用。它能清除舊能量，增進能量更新。**放開手印**和**卡利手印**（Kali Mudra）非常相似，卡利手印中的卡利是指可摧毀不確定性、恐懼和幻覺的女神。

提升放開手印力量的視覺化練習

想像一下，你的腳上有已經乾掉的泥，無法輕易用手指將泥搓掉，就連用濕紙巾也一樣擦不掉。

再想像你在海邊，腳放在沙灘上浪能打到的地方，浪打到你的腳，腳上的泥就這麼溶在海水裡，消失不見了。你的腳像重獲新生般乾乾淨淨。

意念

我感到自由。

海螺之心手印（Shankhavarta Mudra）
（海螺之心的手勢）

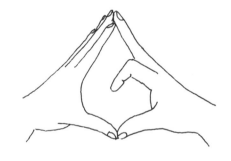

手勢
- 擺成**合十手印**的手勢，掌心對著掌心。
- 掌心互離的同時，維持所有手指的指尖成對互接。
- 然後拇指指向下方。
- 將右手食指朝下彎折，好像它指著由手形成的三角形中心。
- 雙肩放鬆。

理解發生了什麼事

海螺之心手印是如何帶來寬恕的？

這個手勢可以使頭腦冷靜，發展直覺，並讓你聆聽內心的聲音。

所有元素都處於平衡狀態，食指指向中心，開啟了一個寧靜的空間，新鮮的風滲入其中，得以掃除舊習慣或舊恨。

提升海螺之心手印力量的視覺化練習

試著想像一顆你的心，一顆有裂痕、碎裂、損壞的水晶……現在，想像你拿起一個橡皮擦，輕輕擦去所有的傷痕，擦去這些怨恨、憤怒、仇恨、悲傷的感覺，使你的心變成一個半透明、光滑、閃亮的水晶。你感受到一股安寧的感受。

意念

我傾聽內心平靜的聲音。

藉由寬恕，我給了自己完美的禮物。

和解輪手印（Chakra Ratna Mudra）（和解之輪的手勢）

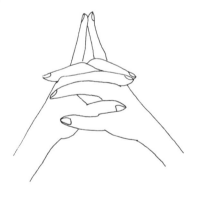

手勢

- 以合十手印開始，手掌在胸部中央靠近心臟的位置，作祈禱的手勢。
- 除了無名指指向天空外，所有手指互相交扣。
- 右手拇指應在左手拇指之上。順著拇指的順序，交扣其他手指。
- 無名指的指尖以輕微的壓力互推。依雙手的朝向不同，可喚起不同的感覺。我們必須對此特別注意，並根據當下最適合的方式，調整雙手朝向。
- 無名指可以指向前方或向上。
- 放鬆雙肩，手肘稍遠離身體。這個手勢能對齊整個脊椎，並使你感覺到生命能量的上升。

理解發生了什麼事

和解輪手印是如何帶來寬恕的？

　　我們稱其為「和解之輪」，它是一個能在自身感覺最堅固的部位拋下錨，也就是固定自己的手印。無名指活化了土元素的特性，這就是為什麼**和解輪手印**有助於紮根，找到自己的中心，因而能夠寬恕。

提升和解輪手印力量的視覺化練習

　　試著想像一個你喜歡的輪子的形象，汽車、腳踏車或是摩天輪……都可以，重要的是，要有連接到中心點的線條。想像在這個輪子的中心，有一個黃色的、像太陽一樣的中心點。當你吸氣時，讓這個黃點朝你而來，它變得更大更亮。呼氣時，黃點返回中心，漸漸縮小。它始終固定在中心。

意念

　　我感覺自己對生活有完全的控制。
　　我完全控制自己的生活。

我感覺到什麼？ / 我感覺如何？

手勢	練習　前	練習　中	練習　後

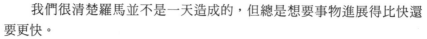

增加耐心的手印

　　我們很清楚羅馬並不是一天造成的，但總是想要事物進展得比快還要更快。

　　明明還沒出發，就想著已經到達後的事。

　　我們希望才播種的種子，就能在田間生長。

　　我們像郝思嘉（Scarlett O'Hara）一樣，總想著明天又是新的一天，然而唯一重要的只有今日的此時此刻。

　　孔子在兩千五百六十九年前就說過「小不忍則亂大謀」，但我們還是希望自己的計畫可以馬上得到回報……

　　然而通常事情本身的進展，遠比我們期望強大得多。事情不會因為著急就能解決。在有耐心的人面前，一切自然水到渠成。

　　因此，在沒有意識到這一點的情況下，我們老是扯自己後腿，自以為竭盡心力就能達成某件事……但那件事通常都不會實現，不過這可不是什麼妨礙事情進行的超自然力量。

　　事情會發生的時候，自然就會發生，這是黃金定律。還有另一個重要的常識，是當事情沒達成的時候，或許是因為你不夠有決心 —— 那種在內心深處，真正想要完成的決心。而這件事，只有自己才知道，儘管有時你試著想要欺騙自己。

　　這些智慧法則，是我及本書的共同作者都瑪，在真實生活中的不同經驗所累積而成的。一旦我往後退一步，從寬一點的視野出發，就能夠觀察自己的行為，並分析自己的態度。無論是工作上的計畫，還是個人計畫都是如此。例如，在創辦我的小公司，或可說是我的寶貝誕生時，在等待一個非常重要的客戶回覆，是科學夫人（Madame la Science）決定要不要採納我的申請，那攸關我能不能進到下一關的最後機會，那時正是非常考驗我耐心的時刻，而後來我身邊也出現另一個例子，有一位在兩項工作間做選擇的年輕女性，我感受到她幾乎寫在臉上的急躁，她當時不願等到第二個工作的回應，就直接向第一個工作宣布辭職，她正是不夠有耐心的實例。

　　真正該問自己問題，是關於不耐煩的後果：這種緊張，這種煩惱，讓我們對別人出氣，讓我們連呼吸都只做了一半，讓我們心跳過快，這些時刻，我們的大腦或胃也都打結了。受這些苦到底有什麼好處？

　　你應得的一切，你需要的一切，其實都會在對的時間出現。

耐心也是需要練習的。

但並不是要你變成蛤蜊一樣，把自己關起來，讓自己不易被看見，且對事物完全無感。而是要趕走「惡性不耐煩」，不過這和當我們為了即將與幾週不見的家人見面而興奮地顫抖，或是在電話前等待期待許久的回覆的那種迫不及待並不相同。

夏可喜手印（Sakshi Mudra）（有意識見證的手勢）

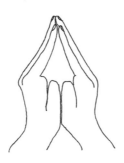

手勢

- 雙手擺出**合十手印**的手勢，掌心對著掌心。
- 掌心互離，手指指尖維持相接。
- 手掌根部仍保持接在一起。
- 拇指朝掌心彎曲。

理解發生了什麼事

夏可喜手印是如何增加耐心的？

這個手印創造了一個保護、耐心、溫柔的空間，從中可以觀察自身的態度和行為。我們因而成為自己的證人，原文「*Sakshi*」一詞的意思是「永恆的證人」。

代表**空**元素的拇指，由其他元素所環繞設置而成。

夏可喜手印能增長且加深呼吸。它能放鬆我們臉部及下巴部位所有肌肉。幫助脊椎在最上方平衡地對齊頭部，並使頸部感到舒暢的淨空感。

提升夏可喜手印力量的視覺化練習

　　想像一個有噪音、有壓力，令人煩躁的地方。但你可以躲在高處，一個柔軟的繭中，或有點像是樹上的巢，那是一個時間似乎停止的空間，在那裡緊急事件不再緊急，你可以接受一切都是時間到了自然會發生的，急是毫無意義的。你釋放無用的壓力，給時間多點時間。

意念

　　耐心是我的良伴。

手之心手印（Talahridaya Mudra）（手中之心的手勢）

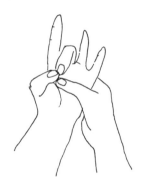

手勢

● 右手包住左手，像是提供保護一般。
● 右手拇指壓在左手掌心中央。
● 左手拇指及中指相接成圈。
● 其他手指伸直。

理解發生了什麼事

手之心手印是如何增加耐心的？

　　手之心手印能放鬆神經系統。右手拇指可即時活化與心臟和肺部相連的結點，以舒緩呼吸、平靜情緒，並找到柔軟而緩慢的內部空間。

提升手之心手印力量的視覺化練習

　　想像一下，你在等待一輛公車時，不耐煩地來回踱步，你已經等了好一陣子了。你不斷踱步，心跳愈來愈快，你開始咬指甲，你的冷靜已經快要耗盡⋯⋯但公車還是不來。原來有大塞車，一切都動彈不得，所有人都按著喇叭，非常不耐煩。此時，有人幫你戴上防噪耳機，你可以自己選擇聽見海浪、鳥鳴或是輕柔的音樂，有人為你端上一杯格雷伯爵茶，若你不喜歡茶的話，也可以是咖啡之類的其他飲料。你感覺平靜進到體內，它引領著你。於是。微笑開始回到臉上，一切就像英國紳士所說的那樣「拭目以待」，你平靜地等待著。

意念
　　我與當下的事物共存。

我感覺到什麼？ / 我感覺如何？

手勢	練習前	練習中	練習後

適應各種情況的手印

你可以成為一隻變色龍。大自然將牠的五隻手指分成兩組，一邊兩個手指一組，另一邊三個手指一組，牠能成功地抓住大小樹枝，要是還不夠的話，就用爪子，視需要還可以將尾巴當大鉗子來用。為了防禦侵略和適應環境，牠有兩種武器：維持不動和偽裝。

你可以是瑞士刀。自1897年以來，它就再也沒有增加更多功能了，無論是割斷一根繩子，還是在罕無人跡的湖邊，將一條大魚的肚子剖開，它都能辦到。每個人都有在冒險中的生存所需。

你也可以成為鑄鐵鍋，適用所有菜餚、所有食材和所有食譜。還可以是軟骨功表演者，有彈性且能彎折成四分之一。不過你就是你。對，當自己就好，這樣是再好不過了。為了能適應所有環境，先盡力而為。你可以使用當場可取得的東西，無需進行任何改造：用十根手指就可以練習這裡建議的三個手印。三個手印間的共同點是：它們都是從大自然中得到靈感，因為大自然正是靈感的最佳來源。

雄蜂手印（Bhramara Mudra）(蜜蜂的手勢)

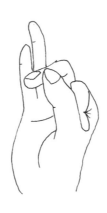

手勢

- 食指捲曲於拇指的根部。
- 拇指碰觸中指的指甲。
- 無名指及小指伸展且放鬆。

理解發生了什麼事

雄蜂手印是如何增進適應力的？

原文「*Bhramara*」指的是蜜蜂，也就是這個手印為何被暱稱為「蜜蜂的手勢」。蜜蜂的聲音使人放鬆，得以開啟內心世界。這個手印亦能開啟腦中的清晰空間，能幫助我們做出更好的選擇。

我們將食指捲在拇指根部，能減少**氣**元素的影響。拇指通過按壓中指的指甲，可以增強**空**元素，從而自然打開喉嚨和鼻竇中的通道。

如此可刺激喉輪，進而淨化並清除在情感和身體上的所需。

提升雄蜂手印力量的視覺化練習

像蜜蜂一樣，你有五感，全都可善加利用。它有觸角，而你有耳朵、手指、腳和直覺。這些絕佳的資產，使你可以感覺、探知、理解環境。花一些時間來好好衡量這個可待發展的潛力。如蜜蜂有360度的視野般，你可以用眼睛看，並移動自己，以便能選擇最佳的角度，更能好好欣賞周圍的世界。

意念

我在生活的各方面建立平衡。
我感到自由。
我充分且自由地呼吸。

游魚手印（Matsya Mudra）(魚的手勢)

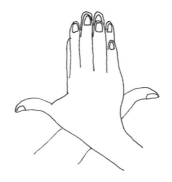

手勢
- 將右手放在左手手背上。
- 拇指互相遠離，其他手指互碰。
- 拇指做出魚鰭一般的手勢。
- 你可以藉由轉動拇指，來增加手印的效果。

理解發生了什麼事

游魚手印是如何增進適應力的？

　　我們暱稱它為「魚的手勢」。游魚手印能活化每個人都具備的自癒力。此手勢可滋養關節，釋放肌肉壓力，並藉由放鬆肌肉來增加柔軟性。

　　它使情緒流動，減少負面情緒的累積。所有的手指成對排在一起：**水**與**氣**在一起，**土**與**空**在一起，只有代表**火**元素的拇指是自由的。其結果是釋放出與**火**相反的元素，即是**水**元素，並得以活化其特質。

提升游魚手印力量的視覺化練習

想像你正在海邊，想入海游泳，但水太冷了。水真的有點太冷。你如果不一口氣跳入海，就得慢慢讓身體從下而上適應溫度。

你選擇自己慢慢地適應溫度，不行的話也可以很快地離水，用毛巾包裹自己。你可以游自由式、仰式，也可以衝浪。你從水裡探出來，或潛到水面以下幾公分處，聆聽海平面以下的聲音。你可以找到最適合去適應事物的方式。

意念
無論水流是不是對我有利，我都像在水中的魚一樣自在地游泳！

海龜手印（Kurma Mudra）（海龜的手勢）

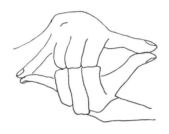

手勢
- 將雙手食指、中指和無名指向手掌彎折。
- 雙手拇指和小指伸直。
- 將右手放在左手上。
- 拇指接著拇指，小指接著小指。
- 其他手指的關節，彼此緊緊地壓在一起。

理解發生了什麼事

海龜手印是如何增進適應力的？
我們稱它「海龜手勢」。海龜是一種在陸上和水中都能舒適生活的動物。它為了能更好地適應所有情況，有著很高的適應性和靈活度。海龜手印藉由將自己縮到內部，也就是自己的殼裡，使自己的內心世界得以保存能量。

這個手勢下，**火**與**水**元素處於活化狀態，而其他元素則處於受抑制狀態。實際上，是**火**元素活化了**水**元素。這提供了強大的適應力，如同**水**的特性一般，可以適應它通過的流道，也能適應各種容器。

提升海龜手印力量的視覺化練習

假設自己是隻海龜，想像一個龜殼內部的空間。一個祕密的空間，你可以在其中找到所需的力量，來適應那些不舒服、煩惱、煩悶的情況……讓你的想像力奔放吧！並將那些能幫助你的工具及可增強你的必需品，如維生素、補給品……等，都放到這個個人專屬的避難所裡吧！

意念

我的感官得到休息，且再一次充滿活力。

我感覺自己擁有一切能力。

我感覺到什麼？ / 我感覺如何？

手勢	練習　前	練習　中	練習　後

消除疲勞的手印

你累了嗎？對疲勞感到厭煩了嗎？迷失在疲勞中嗎？
我們發現在「疲勞」的家族裡，可以有好幾種類別：

1 「原產保證」疲勞

在夜晚睡眠被切成細碎片段，在一晚的狂歡或不眠之夜後，那種真正的、真實的疲勞。缺乏睡眠時間，睡眠時間和所需睡眠時間的比例出現較大的變化，或是一系列的失眠都算在此類別。

2 「自疲」

我們總想做完所有的事，總想規劃一切，總想管理一切。因為用脆弱的肩膀，擔起過重的負荷，我們就被壓垮了。

3 「別無選擇」的疲勞

無論年紀大小，當參加學校考試時，當努力工作時，當陪伴病人時，或當我們得毫無保留付出一切的時候。

4 身體上的疲勞

在激烈運動後，恢復時的疼痛，或是因運動當時自我超越所造成的肌肉疲勞。

5 精神疲勞

抵抗各種困境，造成過度勞累的疲勞，會導致整個人變得脆弱、注意力不集中、過度敏感、情緒多變……

6 「突發」疲勞

突然癱軟、突然又得一瞬間打起精神、突然受重擊、突然發冷；那些突然感到疲憊、虛弱、被削弱的瞬間。

7「想像」的疲勞

有點難過、有點虛弱、有點冷、有點無病呻吟……

8「什麼都不想做」的疲勞

這類似於美國人說的「沙發馬鈴薯」的感覺。愈不做事，就愈不想做。

9「無聊」的疲勞

無所事事，無聊到哈欠連連。沒有特別原因的不健康疲勞，讓我們耗盡能量。

無論何種疲勞，無論它如何阻礙你前進，都必須找到方法來恢復精力。

我們可以藉由喝個幾升咖啡，或是從藥局購買最綜合的維生素來提振精神。可以透過不停找人傾吐，試圖逃避命運。或是不時用好的生活方式，來重新平衡生活，如：

儘可能在晚上10點之前上床睡覺。10點至午夜前的這段時間會比白天更容易疲勞。

少抽菸。少喝酒。

均衡的飲食。

做運動。

或者是練習手印。特別是這裡建議的三個手印其中之一，又或者三個都練習吧！

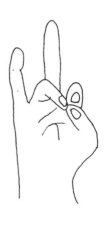

明目手印（Rudra Mudra）（太陽神經叢之神）

手勢

- 雙手各自將其拇指、食指和無名指的指尖接在一起。
- 其他手指保持伸直但有彈性。
- 將手背放在大腿或膝蓋上。

理解發生了什麼事

明目手印是如何減少疲勞的？

它在對抗全身疲倦狀態方面非常有效。當我們累了的時候，往往會渙散無法專心。明目手印能幫助我們重新找到中心，就好像要將我們放回圓心一樣。

這個重新回到中心的力量與土元素有關。當這個能量減弱時，生命能量急劇降低，頭部的能量供應也不足。**明目手印**能提供太陽神經叢能量，活化第三隻眼，也就是眉心輪的能量中心。

提升明目手印力量的視覺化練習

想像一個風很大的秋日，地上布滿了落葉，尤其是你面前的這個石造露台。風停了，你拿著掃把，緩慢但確切地，把所有的葉子都聚集在中央。露台就像新的一樣，讓人窒息不快的地方都清乾淨了，石頭重新找回了陽光。就像你一樣。

意念

我在自己的內心休息，在自己的中心汲取力量和喜悅。

太陽手印（Surya Mudra）（太陽的手勢）

手勢

- 將雙手的無名指朝掌心或拇指折疊。
- 接著，將拇指輕壓在無名指上。
- 手背放在大腿或膝蓋上。

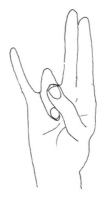

理解發生了什麼事

太陽手印是如何減少疲勞的？

　　特別建議在缺乏能量的時候練習**太陽手印**，因為這個手印代表太陽的能量，它可以活化人體的新陳代謝，以如太陽輻射般的形式在全身散發能量。它還可以活化太陽神經叢和橫隔膜。

提升太陽手印力量的視覺化練習

　　想像一個如下的特殊情況：你身在大自然裡，一天即將開始，如果可能的話，想像在沙漠的景色會更有力量。光線漸漸射入周圍，小動物們也醒來，牠們和你一樣睜大眼睛欣賞壯麗的景色，感覺到太陽的能量正在進入身體，溫暖你，助你一臂之力。

生命力手印（Prana Mudra）(能量勝利的手勢)

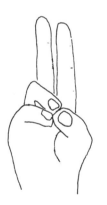

手勢
- 雙手各別將其拇指與無名指和小指的指尖相接。
- 中指和食指保持伸直。
- 你也可以將它們分開，形成代表勝利的V手勢。
- 將手背放在大腿或膝蓋上。
- **生命力手印**可以坐著、躺著、站著或是邊走邊練習。

理解發生了什麼事

生命力手印是如何減少疲勞的？

　　生命力手印是一種勝利能量。它活化了**生命之氣**的能量運動，是一個不斷擴大延展的運動。這個手勢可以撐大整個肋骨架，提高呼吸能力，並刺激免疫和內分泌系統，例如位於胸骨後方的小腺體，也就是胸腺。

　　生命力手印能輔助靈感發生。觀察每個吸氣如何使你感到更輕盈、

更自由、更充沛……觀察你的吸氣如何延長，放輕鬆，不要使力，注意你的肺部在吸氣時如何擴大，觀察肺部正面的擴張，接著背面的擴張，然後整個肋骨架的擴張……**生命力手印**活化了微妙的更新氣，使我們得以向前邁進，獲得採取行動的動力，正是這種能量運動，使我們得到開始從事某件事的勇氣……

提升生命力手印力量的視覺化練習

想像或看到自己是勝利者的姿態，如一場比賽的冠軍。如果你不運動的話，那就想像某個贏得勝利、為自己感到驕傲的一刻，它在幾秒鐘內增強了你的內在力量，使能量增加了十倍。

意念
我充滿了精力。
我對生活充滿熱忱。
我的活力滿溢。

我感覺到什麼？ / 我感覺如何？

手勢	練習　前	練習　中	練習　後

增強自信的手印

　　有許多用來解釋和證明缺乏自信的理由和原因。每個人，透過各自的經歷、教育、親身經驗，通常能找出自己缺乏自信的原因，進而理解它們、解決它們或選擇與它們共存。

　　而對那些受到「缺乏信心」之苦的人而言，其結果通常只有一個，也就是大約99.9%的機率，那些人會繼續貶低自己，且這個數字是包含那些聲稱自己在各個層面上都是無敵的人。

　　我們總是貶低自己，我們阻止自己充分發揮應有的潛力，束縛了背上那雙想飛的翅膀。

　　缺乏信心有許多的表現方式，最基本的就是「萬一」，例如「萬一我做不到」，「萬一這個不行」；有時還會有「要是同時有」，例如「如果我開始做，要是同時有…」；及「沒辦法」，例如「沒辦法，我就是這麼差」，「沒辦法，我就是比較不好、不聰明」。

　　或是對他人的反應感到恐懼與質疑，例如：「人們、經理、婆婆、父母……他們怎麼說呢？」

　　又或者是會帶一點想躲避命運的自嘲「拜託喔」、「下輩子吧」，例如「拜託喔，你也太瞧得起我了。」、「拜託喔，你覺得我做得了這麼屬害的事嗎？」、「下輩子我才可能知道怎麼做。」

　　別忘了，還有那句最有名的「不可能」……

　　這裡提供給你的手印有助於把那些打結的部分解開，特別是困難的結，它們可以讓人放手、把標準放低、減輕完美主義，可以邊對自己說沒什麼好損失的，邊開始進行某事，讓人享受當下，忘記那些被別人批評的不快，發揮自己的力量……畢竟，只有自己才最懂得如何好好地運用自身的能力。

蛇神手印（Naga Mudra）
（蛇神的手勢）

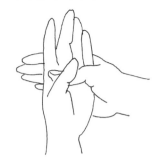

手勢
- 將雙手放在胸前，手掌朝向自己。
- 將右手拇指放在左手的四指根部。
- 右手其他手指環住左手背。
- 左手拇指放在右手拇指上。

理解發生了什麼事

蛇神手印是如何增強自信的？

　　蛇神手印能淨化思想，發展想像力、明辨力及智慧。當你必須做重要決定，必須好好思考生活中的事件或是對未來的方向，就是這個手印的適用時機。它能助你得到較清晰的思路，並除去既有成見。這個手印能幫助我們知道，什麼時候是要求及接受的好時機，且能更有自信。

　　右手拇指放在左手指的根部，能提升這些左手指所代表元素的力量。也就是活化了**氣、空、土**及**水**元素。互疊的兩個拇指可引出，並強化**火**元素的特性。

　　這個手印被暱稱為蛇神的手勢。它代表了超自然力量、活潑生氣、智慧、清晰、洞察力和力量。蛇是一種會隨著身體成長蛻皮的動物，它將這層阻止牠做自己的皮蛻下來，毫不猶豫地拋開。牠的身體呈波浪狀蜿蜒地前進，顯示出牠能輕易地適應地形，及面前的各種狀況。也能藉由對地面施加壓力而將身體向上弓起，同時能自信地確保自己的所在位置，及掌握易受攻擊的地方。

提升蛇神手印力量的視覺化練習

　　想像因為太熱而脫掉毛衣的時候。儘管天氣有一點涼，儘管毛衣之下的衣服可能不得體，但你不以為意，只要覺得舒適就好。請好好感受這舉動帶來的好處，這種自由的感受……

意念
　　我迎接生命所賦予的一切。

簡易海螺手印（Sahadja Shanka Mudra）

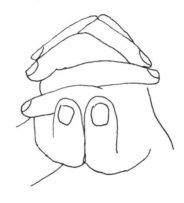

手勢
- 除了拇指外，雙手其他手指互相交扣。掌心對著掌心，不用在意互扣的方式。
- 拇指放在食指上，兩隻拇指互相靠著。
- 拇指略施加壓力於食指上，確保彼此的接觸。

理解發生了什麼事

簡易海螺手印是如何增強自信的？
　　這個手印能使你更警覺、更清醒。它主要能作用於喉嚨部位，幫助清潔聲道，使聲音清亮。

代表**火**元素的拇指被活化。其他互相交扣的手指，代表其對應元素被抑制。內在的**火**被喚醒，能拉直脊椎，使其更堅固並更具彈性，得以讓能量循環得更好：我們因而能有充滿力量及勇氣的自信。

這個手印的力量來自它活化了身體內的「能量之流」，也就是脈（Nadi）。大多數的脈最後會流到手上，帶著生命能量到手掌中。生命能量接著會發散到各手指，特別是到活化火元素的拇指。

這個手勢就如同暢通了能量堵塞之處，使能量可持續流動。

提升簡易海螺手印力量的視覺化練習

想像在你的掌心間藏著一個燈海的開關，而你就置身於燈海的正中央。你點亮這個燈海，燈光四處發散，這場景震懾了你，使你不再恐懼，因為它點亮的不只是燈光，更點亮了你的保護罩，讓你感到自信。你可以想像將你環繞的這片明亮燈海是保護你的神靈，或是任何你喜歡的型態，無論如何，重要的是，你擁有將它開啟的開關。

意念
我建立對生活的自信。

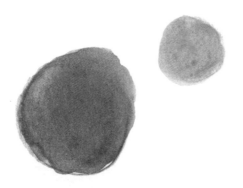

臂手印（Mudgaram Mudra）
（確信的手勢）

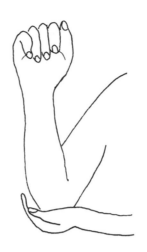

手勢
- 左手掌放在右手手肘下，提供支撐。
- 右手握拳，右手臂放在面前。
- 彎曲手肘，前臂呈直立狀態。
- 右手拇指與手略分開，指向後方。

理解發生了什麼事

臂手印是如何增強自信的？

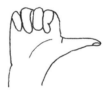

　　這個手印能提高自信，並除去沮喪和恐懼，它能帶來向前邁進的力量。緊握的拳頭能帶來五大元素綜合起來的絕大能量。拇指向後方指去，就如同將一直以來扯你後腿的事物拋開。

提升臂手印力量的視覺化練習

　　想像你穿著一雙有彈簧鞋底的鞋子，這些彈簧能讓你做或大或小的彈跳。跳得愈高，愈能感受到自由與自信。想像一個生命中感到最自由的地方，然後穿上你的彈簧鞋，好好享受、好好慶祝吧。感受你內在的這股推力，或甚至是驅動力吧！

意念
　　我帶著自信前進，並將那些無用的事物拋到身後。

自信手印（Ahamkara Mudra）
（自信的手勢）

手勢
● 將拇指靠在食指的第二個指節旁。
● 其他手指保持伸直且放鬆狀態。

理解發生了什麼事

自信手印是如何增強自信的？

　　原文 *Ahamkara* 一字，意指「自我」或是「自我意識」。這個手印能活化拇指的**火**元素及食指的**氣**元素，活化你的自尊及自信。這個手勢亦可以克服膽怯。

提升自信手印力量的視覺化練習

　　想像一個燃著火的壁爐或是營火。你是負責照顧火的那個人，但你發現木柴有點潮濕，覺得可能會有問題。接著你試著向火堆裡吹氣，吹第一次就有不錯的成果，再吹第二次，火就變得很旺了。你持續吹氣，火變得非常旺盛。人們過來感謝你、稱讚你，你覺得很驕傲。藉由專注，及強烈的想成功的決心，你就能辦到這件事。

意念
　　我對自己及自己的能力有信心。

我感覺到什麼？ / 我感覺如何？

手勢	練習　前	練習　中	練習　後

接受（那些不想接受的事物）及（對事物）放手的手印

即使愛比克泰德（Epictète）在幾千年前就說過：「別強求，會發生的事自然會發生，並將已發生的事當作想要的事，你就會有快樂的日子。」

更白話一點來說，當我們無法改變現實時，最好不要再專注於那件事，停止抵抗，停止與它作對。這一切當然取決於我們是否想要前進並找回自由。這並不是指逃避現實，或是減少現實帶來的衝擊，而比較像是減輕挫折、憤怒、悔恨、痛苦及悲傷。是馴服它們，也可以說是超越它們。

接受，是馴服並超越陷阱、命運的打擊、突然的困境或是一場徒勞。接受，是種迎接，為了能更好地採集生命給予的事物。接受，是看到問題的解答，或在你面前開啟的其他可能性。

當我們接受，就好像重掌韁繩，也因此取回了控制力量。因為最終，真正的「問題」不在於問題本身，而在於我們對它的反應。藉由接受 —— 包括那些難以接受的事 —— 我們讓自己在背上長出翅膀，心裡感到踏實，肩上的負擔也變輕了。

結果，是一種絕對且無法形容的驕傲，因為它是不需共享的。

也可以想成「那些殺不死我的，會讓我更強大」，而這個想法當然不是指讓自己被殺死就好，而是要感受自己的力量，那種耀眼的力量。

寶馬手印（Ashva Ratna Mudra 或 Jalashaya）（寶馬之珠寶的手勢）

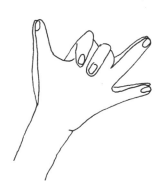

手勢

- 從**合十手印**的手勢開始，手掌在胸前靠近心臟的地方合十。
- 食指與中指互相交扣，無名指和小指指向天空。
- 拇指也同樣是伸直狀態。
- 在手掌間留下一點空間。
- 手的指向會喚起不同的感受。必須在練習的時候特別注意，哪個指向最適合當下的你。
- 無名指和小指可以往前指或是往上指。
- 肩膀放鬆，手肘輕微地遠離身體。這個姿勢能對齊整個脊椎，並能感受到生命能量的提升。

理解發生了什麼事

寶馬手印是如何有助於接受的？

　　原文 *Ashva* 意指「馬」，而 *Ratna* 意指「寶石」，合併這兩個字的意思是指，給一個方向或接受一個方向，兩者擇一，也就是我們可以選擇開創自己的路，或是別人給的路……

　　寶馬手印能活化**火**、**土**及**水**元素，為我們的計畫帶來方向，同時掃去一路上可能遇到的阻礙。練習這個手印能得到平靜及溫和的狀態。它能在生活的選擇上，開啟新的觀點。這個手勢能使我們在生命旅程上，作出新的選擇。

提升寶馬手印力量的視覺化練習

　　想像自己在某個地方（由自己決定），可以騎著馬，也可以不騎。你有兩個選項：走一直以來你走的那條路，再熟悉不過的那條路……或是試著開拓新路徑，是人家說的「獵捕者」走的路徑，你常聽到走那條路徑也可以通到同樣的地方。你選擇走那條新的路徑，沿路上美麗的景色讓你屏息，你就像是個走向未知世界的探險家，想像自己是哥倫布或是阿姆斯壯，一切由你決定，這個路徑是屬於你的。

意念

　　我對自己開啟並探索新的觀點。

　　一切都很順利！

遍行氣手印（Vyana Mudra）

（寧靜溪流的手勢）

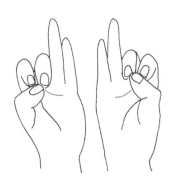

手勢

● 彎折食指及中指到拇指的指甲面，無名指及小指維持伸直。
● 將雙手放在大腿或膝蓋上，手掌朝向天空。
● 注意需保持輕微的壓力，維持手指相碰。

理解發生了什麼事

遍行氣手印是如何有助於接受的？

　　原文 Vyana 意指「循環之氣」。這個手印能使能量在身體，及在我們所在環境中自由循環。

　　遍行氣手印可帶來滿足及寧靜的感受。代表氣元素的食指，藉由壓在拇指上能減少細微的身體運動，因而能減少壓力及焦慮。當食指（**氣**）與拇指（**火**）相接時，能生火。生起的火穩定下來，在身體內部的寧靜空間找到一個地方（中指），就讓它暫時停留在它現在的位置。

提升遍行氣手印力量的視覺化練習

　　想像一個巨大的沙漏。中間狹小的瓶頸處讓你聯想到那些「無法消化」，讓你困住的事物。你為自己定下一個目標，當沙子完全漏到另一邊時，就會接受現狀、接受決定、接受利害關係、接受那些無法接受的事。在心裡看著沙子逐漸漏到另一邊。

意念
　　接受事物的現狀。

外轉法輪手印（Dharma Chakra Mudra）(法輪印之一)

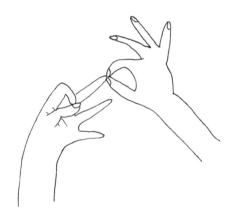

手勢
- 雙手各別將其拇指及食指相接。
- 左手掌朝向心臟，右手背向著身體。
- 左手中指碰到右手拇指與食指相接成圈之處。
- 在相接的過程，應做深且慢的呼吸。
- 重點應該放在三個手指如何相互接觸上。

理解發生了什麼事

外轉法輪手印是如何有助於接受的？

這個手印是以法輪作參考，也就是變化的定律，或稱作「接受萬物的現狀」。

這個手印是雙手各以其拇指及食指指尖相接成圓形。圓形代表法輪，或以象徵性來說，是方法與智慧的結合。

雙手的其他手指保持伸直。手掌放在靠近胸部的位置。左手掌朝著心臟，而右手掌朝外。這代表我為自己所做的，也同樣會影響別人。

這個手印能藉由撫慰心靈，讓我們看見生活的光明面。它能增進專注的力量。

提升外轉法輪手印力量的視覺化練習

想像一個巨大的摩天輪，或是也可以直接在腦海中回憶一個實際存在的，如倫敦的倫敦眼。想像它開始轉動。在轉到最高點的時候停下來，讓你能夠看到底下所有小細節，包括那些你一直不想接受但現在卻變得小得有點可笑的細節，那些之前想不到的細節，及那些做得很好的細節。你完全都可以接受了。

意念

我接受事物的現狀。

我讓那些對我的快樂沒有助益的事物離開。

我開啟了一扇窗，通往比自己所在更寬闊的宇宙。

我感覺到什麼 ? / 我感覺如何 ?

手勢	練習 前	練習 中	練習 後

脫離困境並前進的手印

你被困在一個泥淖中。覺得自己的雙腳像是困在一罐膠水中一樣，有種噁心的感覺……

被困住
被麻痺
被癱瘓
冷得發抖
動彈不得

想哭……可以；
拳打腳踢……也是個選項；
不然就大聲呼救……但然後呢？
聰明的你們，一定猜得到接下來我要說什麼……那就練習手印吧。

手印就像是把鑰匙，能為你開啟通往新世界的門。依照指示來擺出手印所需的手勢，你愈練習，門鎖也就愈好打開……那麼接著「就先把門栓跟暗鎖拿掉吧！」

結手印（Granthita Mudra）（解開結的手勢）

手勢
- 以左手食指放在右手食指上，十指互扣，稱為左手主導的十指交扣。
- 和**意識手印**一樣，將食指與拇指的指尖互接成圈。
- 雙手可以放在：
    - 胸口的位置，用來解開心中的結。
    - 喉嚨的位置，用來解開喉嚨的緊張狀態。

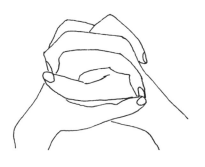

理解發生了什麼事

結手印是如何清除堵塞的？

　　結手印是一種用來解開「幻想之結」的手勢，它能使喉嚨部位暢開，解除緊張。手勢代表的是一個結。悲傷和憂鬱是包含**氣**元素的情緒。

　　代表**火**元素的拇指與食指扣在一起，可活化食指代表的**氣**元素。心得以敞開，可讓我們像被囚禁般的情緒之結得以解開。喉嚨也因而變得通暢，在必要時，能清楚且溫和地表達我們的想法。

提升結手印力量的視覺化練習

　　想像一條充滿著結且交纏在一起的粗繩子……你有耐心地一個一個解開在上面的結……直到這條繩子回到平直的狀態。

意念

　　我的喉嚨暢通，能自由地表達自己。

涅槃手印（Nirvana Mudra）

（解放的手勢）

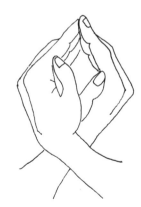

手勢

- 雙手往前伸，手背對著手背。
- 前臂交錯，手掌對著手掌。
- 轉動你的手，將手往身體靠：
  - 把雙手放在胸口。
  - 或用食指指著眉間，也就是第三隻眼的位置。

理解發生了什麼事

涅槃手印是如何清除堵塞的？

涅槃手印能幫助我們放手，讓我們做當下的自己。它有助於增進同情心及無私的心。

這是一種解放的手勢，能幫助解除固定的思維方式。**涅槃手印**能解開情緒的結，並安撫心靈。更具體一點來說，這個手勢能幫助我們與內在的自我分開，使我們更能開啟心靈、頭腦和意識。因為所有的手指以相扣或是朝上的方式併在一起，使得能量得以平衡。也因此能安撫由手掌代表的、受控制的心靈。我們愈來愈不將自己認定成自我，那個先天條件下受限的自我，而是從深層找尋最真的自己的過程，解放自己。

提升涅槃手印力量的視覺化練習

想像你把腰間的皮帶，或是球鞋上的鞋帶繫得太緊，不是變胖或是水腫的問題，只是單純地繫得太緊。感受你將皮帶或鞋帶放鬆……到那個你感到舒適解脫的瞬間。

意念

放下！還原事物本來的樣子。

投降手印（Pranidhana Mudra）（自信地放棄的手勢）

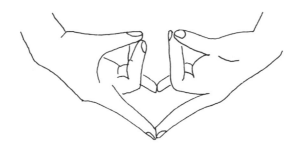

手勢

- 雙手各自將其拇指、中指及無名指的指尖相接。
- 食指和小指保持伸直。
- 雙手靠近，讓食指和小指的指尖互接。

理解發生了什麼事

投降手印是如何清除堵塞的？

這個手印是自信地放棄及放手的手勢。**投降手印**可刺激各方面的排除效應。它能帶來一種在情緒上平衡的效果。

藉由相接的小指，活化了**水**元素，可增進整個身體中能量的自由循環。而代表**火**元素的拇指，與代表**土**和**空**元素的中指及無名指相接，可帶來紮根般的穩定感，並在土地上空出空間，讓我們能排掉或棄置那些無用或多餘的事物。

食指帶來**氣**的輕盈特性，能讓我們得到擺脫重物的感受。

藉由增進放鬆感，**投降手印**也帶來耐心、平靜、信心、平衡與內在和諧。

提升投降手印力量的視覺化練習

想像你在開車，停在一個柵欄放下來的平交道前，火車已經過去了，但柵欄卻遲遲沒有升起。時間不斷過去，想像那個你通常會覺得煩燥的時刻，而你的常識告訴自己要放鬆⋯⋯與其強求無法控制的事，還不如靜靜等待就好。就在這個時候，柵欄像你抬起食指一般，輕鬆地升起了，你為自己的明智之舉感到開心。

意念
我感到愈來愈輕盈。
我輕便地旅行。
我感到舒適，並和我自己和諧相處。

我感覺到什麼？ / 我感覺如何？

手勢	練習 前	練習 中	練習 後

抗壓手印

壓力！

你這個宿敵！

我們之間得做個了結，你不值得我再為你多寫幾行，好像你對我來說多重要似的。

你毀了一切，而且你完全沒有停手的打算。

但有比你更強大的。

那就是手印。永別了……

小指手印（Kanishtha Mudra）
（小指之印）

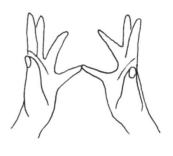

手勢
- 將小指指尖接在一起，確定感受到有力的接觸。
- 其他手指可以保持彎曲，或是輕輕伸直，但不相碰的狀態。

理解發生了什麼事

小指手印是如何抗壓的？

這個手印是有穩定、確定及豐盈感的手勢。這同時也是提供保護的手勢，讓我們真正得到撫慰及被保護的感受。

小指手印能引導在第一及第二脈輪，也就是根輪及腹輪的能量中心的呼吸，在下腹及骨盆產生一種堅實感、穩定感及充滿能量的豐盈感受。它能幫助你找回中心和根基。

提升小指手印力量的視覺化練習

　　想像你戴著一個過小的頭戴式耳機，因為太小了，耳機頭壓迫著你的頭。感受那個你把耳機拿掉的瞬間。你感受到那一瞬間壓力被移除，不適的感覺立刻停止了。或者，想像你戴著一個髮箍，就如它的名，它箍著你、壓迫你耳後的位置造成疼痛。同樣地，若把髮箍拿掉，疼痛立刻就停止了。

意念
　　我在寧靜中安頓下來。

化身手印（Murti Mudra）
（身體及化身的手勢）

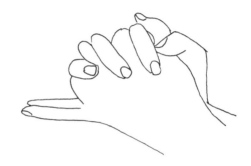

手勢
- 以**合十手印**開始，手掌對著手掌，在胸前靠近心臟部位，做出祈禱的手勢。
- 以右手拇指壓在左手拇指上，開始交扣手指。
- 除了讓小指保持指向天空之外，其他手指全部互相交扣。
- 在小指指尖施加輕微壓力。
- 手的朝向會帶來不同的感受。必須特別注意，並在練習中調整出最適合當下的你的朝向。
- 小指可以指向前方或上方，手肘略遠離身體。
- 肩膀放鬆，手肘略遠離身體；這個姿勢能對齊整個脊椎，使我們得以感受生命能量的提升。

理解發生了什麼事

化身手印是如何抗壓的？

　　化身手印能增進骨盆及下腹部位的循環，幫助排除及減少壓力與降低血壓。它能延長吐氣，活化讓人放鬆的自然反應。紮根的穩定感能帶來溫柔的寧靜，及深且持久的安寧。

　　代表**水**元素的小指帶來平靜的感受，因其活化面對生活中各種情形的適應力。

提升化身手印力量的視覺化練習

　　你正在淋浴，水從你的肩上流下。想像這個舒服的時刻，讓你放鬆，鬆弛緊張，感到身心舒緩。

意念

　　此刻我就在這裡，完完全全在這個當下。

氣手印（Vayu Mudra）

（寧靜河流的手勢）

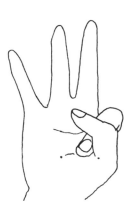

手勢

- 將食指彎折於拇指根部。
- 拇指輕壓於食指上。
- 將雙手放在大腿或膝蓋上。

理解發生了什麼事

氣手印是如何抗壓的？

食指代表身體裡的**氣**元素。藉由食指往拇指根部彎折，特別能控制**氣**元素在身體內的運動。這有助於將該元素的特性整合到身體中。這個手勢也同樣能增進**生命能量**流動，這是體內氣的向上運動，使你更加熱情及精力充沛，在此是種方向被精心引導的能量。

原文 Vayu 意指「風」，而風或氣的本質或特性，是生命中的必需。生命就是運動及變化，但仍需某種程度上的穩定性，來發掘生命的喜悅……

氣的本質就是運動，例如呼吸就是氧氣和二氧化碳的交換運動。風或氣也同樣負責血液循環及神經衝動。

氣手印能在體內微妙的能量循環中，平衡生命能量之流動，並輕柔地刺激神經系統。

提升氣手印力量的視覺化練習

想像一個風非常大的夏日海邊，海浪在四處拍打著，風沙讓人的眼睛睜不開，無人的海灘顯得有些悲涼。

但突然天旋地轉，一切都被移動了，一切都被吹掃光了。接著，一切又回復平靜，一切都安頓下來了，平息了……回到天空蔚藍，且陽光普照的樣子。

意念

我感到更輕盈。

曙光手印（Ushas Mudra）
（曙光，所有事物之始的手勢）

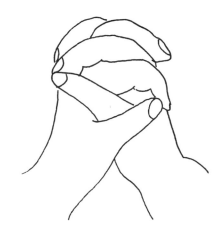

手勢
- 雙手手指交扣。
- 若你是女性，將左手拇指壓在右手拇指上開始交扣，最後是右手小指。
- 若你是男性，將右手拇指壓在左手拇指上開始交扣，最後是左手小指。
- **曙光手印**和**結手印**非常相似。

理解發生了什麼事

曙光手印是如何抗壓的？

它能在腦內產生腦內啡，這是一種能讓我們感到更平靜且放鬆的物質。

在根輪取得源頭能量，這個手印能將能量向「上」引導。它給心靈帶來新鮮感，使我們可以從一個新的角度看待生活中的挑戰，以更多的歡迎心和接受感來生活，在生活中找到樂趣，並發展新的態度和習慣。

提升曙光手印力量的視覺化練習

想像你偷偷地在手掌間捧著一顆光球。它溫暖了你的手，也從手開始溫暖了你的整個身體，就像當你手很冰冷的時候，試著用水龍頭流出的熱水來溫暖自己的手。這個熱能可以轉化成內在力量，也可以消除任何形式的壓力。

意念

我想要且可以充分地享受生活。

我感覺到什麼？ / 我感覺如何？

手勢	練習 前	練習 中	練習 後

將正向思考帶給負面想法的手印

　　想像一下這些負面想法會產生什麼樣的影響，它們可以是在轉輪中不停跑著的天竺鼠、在監獄裡被關著的強盜、在陷阱中的黃蜂或是旋轉木馬中的木馬。

　　你想要把這些想法趕走、推開，跟它們說不要過來，換條路去，不要一直停在你的腦海中。因為它們對你一點好處都沒有，只有負面效果。而且，要是有一個量表可以用來量測因負面想法而損失的能量，測出來絕對多到可以做電擊了。不過這當然不存在，除非你有一枝魔杖。因為這是與我們內心深處的生命力量作對抗的過程：心理層面。當負面想法開始超出極限時，我們可以做的就是分析這些想法。

　　什麼是負面想法？

- 是我們想像出的、有毒的結果，它們能靜悄悄地，未經同意就在我們內心占了一席之地，也不會有特別的典禮宣告它們的來臨。那些不停繞著圈的，那些能讓我們產生懷疑，把一切都看得灰暗的負面想法，就像是齒輪一般，在漫長無光的隧道中無止盡的轉動。又或是讓我們淹沒在聞不出氣味亦嘗不出味道的情緒大市集。

- 將我們帶到完全負面情緒的那些惱人事件：失敗、分居、複雜的情況、痛苦的時刻、不如你預想般的結果、失敗的策略，你事後才發現之前做的決定並非是最好的、充滿限制及無奈的選擇、背叛、失望、時代的終結、無法發展的計畫、令人失望的結果、壞消息、意外的發展、負面的回應、延遲的截止日期……無論它是什麼、強度如何、你的接受程度、對你的內在和外在的影響，這些負面的想法都會被牢記在心。它們像洗衣機裡過髒的舊運動袋、一個拉鏈拉上被放在角落太久的運動袋，不停地在洗衣機裡滾動。你對抗著這些負面且惡性的循環。

- 這些暗黑沉悶的想法壓抑士氣、阻止你前進、讓你踩煞車、使你退縮、污染你，並以各種方式，在所有事情上，以「如果」或「萬一」這種假設性詞語破壞你的生活。

　　我們可以決定馴服它們、擊退它們，甚至獵殺它們。藉由另一種方式讓這些能量循環，並通過以下這三個手印來達成目標。

卡利手印（Kali Mudra）
（卡利女神的手勢）

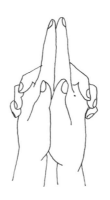

手勢
- 以**合十手印**的手勢開始，雙手在胸前靠心臟的位置作出祈禱的手勢。
- 接著交扣手指，只留食指朝上指向天空。
- 拇指以側邊相接。
- 輕輕施加壓力在食指的指尖。
- 手放在胸前，前臂與地面平行。

理解發生了什麼事

卡利手印是如何排除負面想法的？

　　這個手印以是卡利女神作參考。祂是轉變、破壞與超越的女神。祂有點瘋狂、帶著憤怒。然而，祂其實充滿著愛，或許是一種殘酷的愛，但它能分割自我，粉碎限制和阻力，燃燒對未來的恐懼、不確定性及懷疑。

卡利手印是能轉化惡習及負面情緒的手印。它代表了淨化與轉化，促進思想的覺醒和淨化。

提升卡利手印力量的視覺化練習

想像一個荒廢的花園或是露台，混合著漂亮的、正在枯萎的或已經枯死的花朵和雜草。你正在進行大型園藝清潔工作；你又剪、又修、又砍……完成後，欣賞成果及你帶給這塊土地和美麗植物的新鮮氧氣。

意念

我拋開無用的想法，讓自己感到自由。

摩登伽女手印（Matangi Mudra）

（內在力量的女神之印）

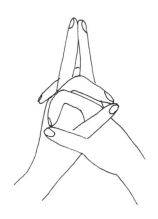

手勢

- 以**合十手印**開始，手掌在胸前靠近心臟的地方，以掌心相對作出祈禱的手勢。
- 中指伸直指向天空，其餘手指互相交扣。
- 右手拇指必須在左手拇指之上，以此順序而成的手指交扣為右手主導的交扣。
- 施加輕微壓力於中指指尖。
- 依據手的不同朝向，能喚起不同的感受。必須特別注意，在練習時調整最適合當下的你的朝向。手腕放在靠近肚臍位置的太陽神經叢前方，前臂與地面平行。
- 中指可以向前或向上指。
- 肩膀放鬆，手肘輕微地遠離身體。這個姿勢能對齊脊椎。

理解發生了什麼事

摩登伽女手印是如何排除負面想法的？

　　這個手印是以摩登伽女作參考，祂常象徵污染和不純潔。

　　中指代表**空**元素的特性，為填充這個空間，能量流動因而被活化。這些特性主要和表達有關，特別是藝術表現和創造力。能看到事物以不同方式進行，或這些事物成為其他事物的可能性。

　　相碰的拇指及食指能形成一個**氣**與**火**之力結合的圈，可為我們想達到的目的地指引方向。

　　摩登伽女手印是一種能活化太陽神經叢，及提升消化之火的手勢。

　　它能活化心靈的力量，提升洞察力和誠實度。

　　摩登伽女手印可培養決心、自尊並增加為實現目標的能量。她發出優美的聲音，並發展交流內心印象的能力。這個手印能增強情感和心理層面，有助於消除在腦海中盤旋不去的思緒。

提升摩登伽女手印力量的視覺化練習

　　想像一個燭火的形象，將它放在你的內心，照亮並溫暖你的心。火焰直立且美麗；當它晃動時，你的反射動作就是要保護它，使其繼續發光。如果決定把它吹熄，請用你的全力。這是你內心的火焰，不可讓別人代替你將它吹熄。絕不可讓任何人或事物將你的火焰吹熄。

意念

　　我在安寧、平靜、無聲之中。

大象神手印（Ganapa Mudra）（象神之印）

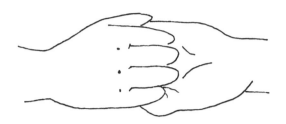

手勢

- 左手背放在胸前靠近身體處。
- 右手掌對著胸前，在離身體稍遠處。
- 雙手交扣。
- 拇指放在食指及小指間的空間。
- 吐氣時在手指上施加輕微壓力，吸氣時則放鬆。
- 手放在胸前，前臂與地面平行。
- 持續七組呼吸，接著交換雙手位置，再重複七組呼吸。

理解發生了什麼事

大象神手印是如何排除負面想法的？

　　這個手印能開啟情緒，並注入勇氣。**大象神手印**能引導肋骨架前方、後面及側面的呼吸。它最主要能幫助我們抵禦恐懼。**大象神手印**是以障礙之神，也就是象神為名。該手印可以幫助你以平衡及自信來面對阻礙，掃開它們，甚至是消除它們。它能開啟情緒，且注入勇氣。

提升大象神手印力量的視覺化練習

想像一道既寬且高的牆，有壓迫感、沉重感。你站在它前面，鼻子幾乎快要可以碰到牆了。想像你後退了一步，牆看起來更高了。再退一步，在牆的一邊出現了一個有著白色輕柔窗簾的窗戶。它是敞開的，舒服的微風拂過窗簾，透過它你看到廣闊的風景、令人屏息的壯麗景色，這樣的正面感受才是你得到的最大影響。

意念
所有障礙都在我面前被排除了。

我感覺到什麼？／ 我感覺如何？

手勢	練習　前	練習　中	練習　後

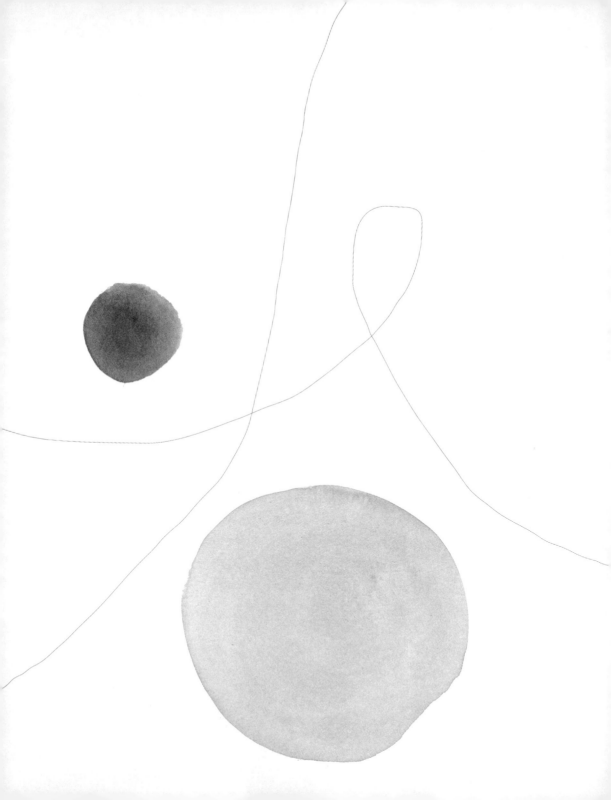

減輕
日常疼痛的
手印

有句英國俗語:「一天一顆蘋果,醫生遠離我。」

有更好且更有效果的方法,就是一天一個手印。但它在任何情況下,都不能取代專業醫療意見,或任何醫師諮詢,然而它可以成為你生活急救包的一部分。

重申一次,它不是什麼超自然或是不可思議的神祕力量,只是一種解釋身體的方式。

手指的每個部分都可對應到身體的特定部位,也可在腦內找到其對應。手就像是我們身體及意識之鏡。

今日我們知道手和腦之間有直接的連繫,且手在腦中占了非常重要的地位。舉例來說,將兩根手指接在一起的話,腦中的兩個部位會被活化,傳遞神經衝動,並產生影響,先是在呼吸方面,接著是情緒方面,最後是思想方面。

藉由手指的溫和刺激，手印能減輕各種不同的疼痛。每個手印會強力地作用在心、身體及腦內的能量。呼吸是能用來減輕日常小病痛的關鍵，如果身體很快就感覺到手印的效果，那是因為它們改變了呼吸的節奏和幅度，及使其變得規律。

　　建議手印可用在以下這些情況：
● 緊急且需立刻見效的情況
　　它通常只需幾分鐘的時間，就能舒緩疼痛或是不適的感覺。
● 用在治療上
　　手印能幫助身體重回規律、找回平衡。
　　舉例來說，若你有長年便秘的困擾，只需在一天中分次練習手印，整天合計起來有45至50分鐘即可見效。聽起來好像有點長，但我們一天中有非常大量的、可用來練習手印的「細碎」時間，常被我們用來做其他如閱讀雜誌之類的事情。
　　不用真的計時，只要感受到你已練習手印，且達到足夠長的時間就可以。
　　最後再以**生命力手印**作結，這個「能量OK繃」可為手印帶來的益處作封印。
　　以下的手印，是以最常見且普遍的「小病痛」種類來分類。
　　健康就在你的手中。
　　每天只要花幾分鐘來照顧自己，就是這麼簡單且容易。

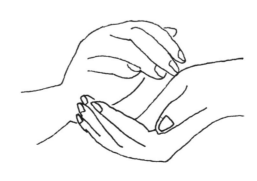

一般保健用的手印

生命力手印（Prana Mudra）

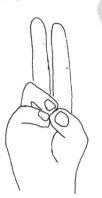

生命力手印是不可錯過的手印：它是活化能量的手勢。

手勢
- 將拇指、無名指及小指指尖相接。
- 中指及食指保持伸直。
- 手背放在大腿或膝蓋上。

生命力手印可以坐著、躺著、站著或是走路時練習。

以**生命力手印**引導手到身體有疼痛的部位，以減緩疼痛。可以用在自己或是別人身上。

在這個情況下，想像手指發散出光線，並朝著想減輕疼痛的部位，如**花苞手印**（Mukula Mudra）的手勢。

紓解某個特定部位疼痛的手印

花苞手印（Mukula Mudra）
（蓮花花苞的手勢，強大及集中光線的力量之印）

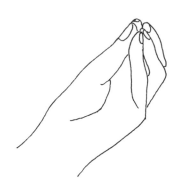 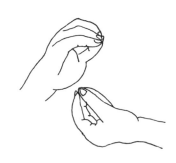

手勢
- 雙手各自以其五指指尖。環成像鳥嘴般的形態。
- 用一隻或兩隻手，引導能量到身體需要照護及自癒的部位。

　　手掌朝著天空，想像一道明亮的光穿透手掌。試著用手指抓住這道光，並想像引導這道光朝心的方向射去，讓光停留在身體的內部空間，再讓這道光從心出發，朝另一隻手流去，接著用手指把光束重新合起，再以雙手引導它，朝向你需要舒緩的器官，或是身體的某個特定部位。

　　花苞手印能活化自癒能力，這個手印能引導能量至你所需的身體特定部位。它就像是隻雷射筆。舉例來說：你覺得膝蓋疼痛時，就把手朝向膝蓋，能量就能直接導向它。手指不一定要碰到膝蓋。我們也能用**花苞手印**將生命能量傳到另一個人的身體部位。

平衡身體的手印

合十手印（Anjali Mudra）（內心寺廟之印）

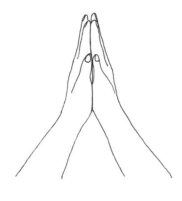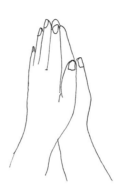

手勢

- 將手掌放於心臟前方，雙手合十。
- 在手掌間留下一點空間。
- 感受各指間與手掌根部的接觸。
- 前臂與地面平行，略離開身體。

這個手印能整體性地調節與平衡身體。

這是個非常重要的手勢，能指出我們當下能量的所在位置。練習手印的這幾分鐘，能使我們重新平衡身體的能量運動，達到自身的和諧。

刺激免疫系統的手印

曙光手印（Ushas Mudra）（覺醒及萬物起始的手勢）

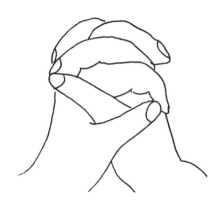

手勢
- 所有手指互相交扣。
- 若你是女性，以左手拇指輕壓在右手拇指之上的手勢開始交扣，最後右手小指是在下面的位置。
- 拇指及食指相接成圈。
- 若你是男性，以右手拇指輕壓在左手拇指之上的手勢開始交扣，左手小指是在最下面的位置。
- 拇指及食指相接成圈。

　　壓力會使免疫系統功能下降，這也是為什麼**曙光手印**同樣地在「抗壓手印」一節出現。當我們生病時，**曙光手印**是不可或缺的，它能刺激一種讓我們感到愉快的荷爾蒙 —— 腦內啡 —— 分泌。

急救或是救援用手印

心之手印（Apana Vayu Mudra）（救援、救生者的手勢）

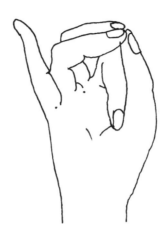

手勢

- 彎折食指至大拇指根部肌肉。
- 中指和無名指與拇指相接。
- 小指保持伸直。
- 將手背放在大腿或膝蓋上，手掌朝向天空。

　　食指須施加輕微壓力，以保持與拇指根部的接觸。

　　若遇到緊急狀況，你可以幫助他人以其手指作此手印。

　　這個手印應作為急救箱的一部分。它對於心臟的作用是立即見效的，能在等待救援的時候救人一命。

腰背痛用的手印

一般腰背疼痛
背手印（Anudandi Mudra）（背部健康的手勢）

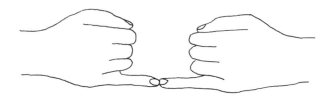

手勢
- 雙手握拳，且將拇指包在其他手指中，小指伸直，並以指尖互碰。
- 肩膀放鬆，手肘打直靠近身體，雙手放在大腿上，在下腹近肚臍的高度。

我們也可以將拇指伸出呈垂直方向，感受它帶給你背部上方的效果。若效果太強的話，可以再把拇指收回到拳頭裡。

這個手印能減輕一般背痛，並使整條脊椎對齊。

在後腰及骨盆的疼痛
後腰手印（Adho Merudanda Mudra）（面對面的棒子之手勢）

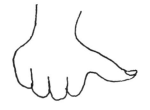
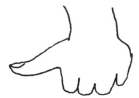

手勢
- 兩手大拇指伸直，互指但不相碰，其他手指彎向掌心。
- 以在掌內的手指指甲，施加輕微壓力於手掌上。
- 雙手放在大腿上，手掌朝著大腿，拇指互指。

　　這個手印能引導位於後腰部，經常緊張且疼痛位置的呼吸循環。帶來一種擴張且開放的感受，幾乎可立即舒緩疼痛。

背部正中間的疼痛
脊背手印（Merudanda Mudra）（棒子朝上的手勢）

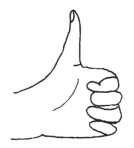

手勢
- 雙手拇指伸直朝上，其他手指彎向掌心。
- 以在掌內的手指指甲，施加輕微壓力於手掌上。
- 雙手可放在大腿上，手掌相對，拇指朝向天空。

　　這個手印可讓背部肌肉同時找回力量和彈性、收縮力和鬆弛能力，並可釋放背部無用的張力。它也被暱稱為棒子，代表我們脊柱的中心軸。

上背部的疼痛
上脊背手印（Urdhwa Merudanda Mudra）（棒子朝外分開的手勢）

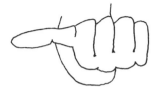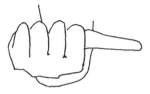

手勢
● 拇指伸直，其他手指彎向掌心。
● 手背放在大腿上，掌心朝向天空，拇指朝外。

　　這個被暱稱作「棒子朝外分開」的手印，它可釋放在肩胛骨之間的空間，舒緩上背部和頸椎的緊張感，並同樣透過在背部椎骨之間和頸椎之間製造空間，來鬆弛這些區域的張力。透過放鬆肋間肌肉，特別是背部的肋骨，可使肋骨架的兩側變寬，呼吸更加順暢。

　　如果你有背痛的傾向，
　　如果你想預防背痛，
　　如果你身體的這個部位偏弱，
　　如果你的背部疲損，
　　又或者你總是有背的問題，
　　都適合練習此手印。

背部保健的手印儀式

由六個**雙手手印**組成手印組合。它們都是最容易操作的手印，將雙手的某對手指互接即可。只需在進到下一個手印之前，做幾次呼吸。

從①**小指手印**開始：

● 雙手小指互接。

②接著做**腹輪手印**：

● 雙手無名指互接。

③**臍輪手印**：

● 雙手中指互接。

④**心輪手印**：

● 雙手食指互接。

⑤**喉輪手印**：

● 雙手拇指互接。

⑥最後以**哈基尼手印**作結尾：

● 雙手手指成對以指尖互接，就像掌心捧著一顆球一般，手形成空心的圓球狀。

如此，從脊柱的根部到頸椎，都會感受到舒緩的效果。

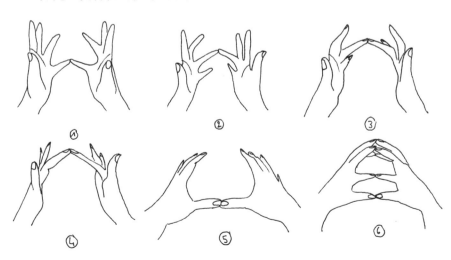

感到寒冷用的手印

能量點手印（Marma Mudra）

（關節裡的能量點之印）

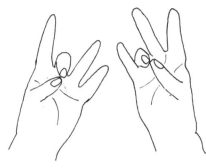

手勢

左手

● 將拇指與中指以指尖互接，其他手指伸直。

右手

● 將拇指與無名指互接，其他手指伸直。

　　這個手印能使手腳溫暖。它能將能量帶到身體末端，且對關節活動有益。

　　如果必要作為治療用時，再以**生命力手印**作結尾。當因疲勞而造成寒冷時，串連這兩個手印的練習就能溫暖你。

林伽手印（Linga Mudra）

（力量的手勢）

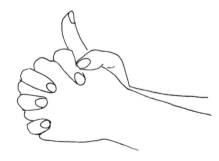

手勢

● 將雙手放在腹部前方。

● 以右手拇指壓在左手拇指上的方式，開始十指交扣。

- 抬起左手拇指，並以右手拇指及食指圈住它。
- 在掌間施加輕微壓力。
- 讓左手拇指直挺挺地朝向天空，遠離掌心。

你可以將雙手放在太陽神經叢的前方，會在體內產生熱量。

林伽手印可刺激免疫系統。這個手印對小感冒、流行性感冒……等也同樣有效，它能舒緩鼻竇炎和鼻炎的症狀。

濕婆神石手印（Shivalingam Mudra）（男性與女性之合體神靈的手勢）

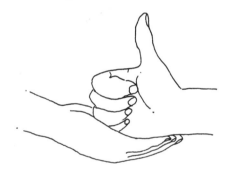

手勢
- 擺出左手，將右手拳頭緊放在左手之上。
- 左手接收著右手拳頭，右手拇指抬起朝上。
- 雙手放在腹部前方，或可說是太陽神經叢的前方。
- 手肘輕微地遠離身體。

這個手印被暱稱為「神聖的創造力」。

這個手印能開啟在太陽神經叢及胸部的呼吸。能使肋骨架更加擴張。

濕婆神石手印能以一股突然的「熱量」或是如「活塞」一瞬間的推力來產生作用。

頭痛用的手印

大頭手印（Mahasirsha Mudra）（頭的大手印）

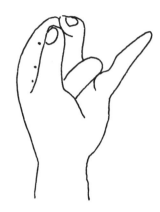

手勢

- 無名指放在掌心中，小指保持伸直。
- 拇指、食指及中指的指尖相接。
- 雙手放在大腿或膝蓋上。

　　這個被暱稱為「頭的大手印」的手印，會將能量帶到遠離頭部的身體下方，在頭腦內會有明顯的輕盈感受。

治頭痛的手印儀式

　　這一系列的手印會降低頭部太過活化的能量運動，將其引至頭部以下的身體其他部位，以緩慢的方式進行，如同在大樓每一層都停留的下降電梯。

由喉輪手印開始
- 雙手拇指接在一起。
- 作幾次呼吸，注意腦內有輕微的淨空感。

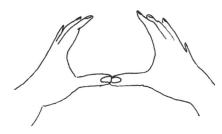

心輪手印
- 雙手食指接在一起。
- 做幾次呼吸，注意更明顯的腦部內的淨空感，胸部或是背部上方同樣有淨空的感受。

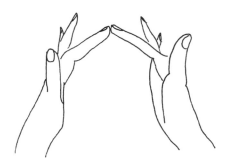

臍輪手印
- 雙手中指接在一起。
- 做幾次呼吸，注意腦部內持續的淨空感，胸部或是背部中央同樣有淨空的感受。

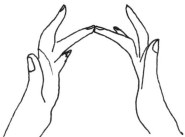

腹輪手印

● 雙手無名指接在一起。

● 做幾次呼吸，注意腦部內持續的淨空，及整個胸腔內愈來愈淨空的感受。

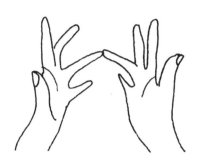

小指手印

● 雙手小指接在一起。

● 做幾次呼吸，注意呼吸運動往下降，且帶著能量運動一起下降，這會快速地減輕頭痛。

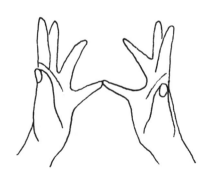

胃部不適用的手印

舉例來說：
消化不良、吃太快、沒有細嚼慢嚥、
暈車、暈船、暈機。
對於某種氣味感到不適。
感到焦慮、感到害怕時的反胃。

臍輪手印（Madhyama Mudra）（消化之火的手勢）

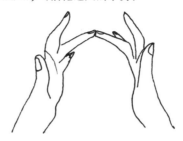

手勢
● 雙手中指末端接在一起，其他手指可以彎曲但不碰在一起。

　　這個手印可以刺激整個消化系統：肝、膽囊、胰臟、胃。

下朝手印（Adhomukha Mudra）（活化「火」的手勢）

手勢
● 雙手除拇指外的手指背面互相
　接觸，手指往下朝向地面。
● 雙手拇指指向肚臍。

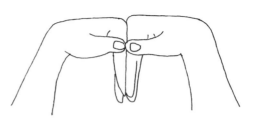

　　下朝手印活化身體內部的**火**。
　　它刺激消化系統，幫助排除導致「無法消化」的毒素，及那些消化
不良的東西。

心之手印（Apana Vayu Mudra）（拯救的手勢）

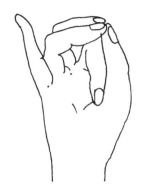

手勢

- 彎曲食指直到碰到拇指根部的肌肉，接著將中指及無名指與拇指接在一起。
- 小指維持伸直狀態。
- 將手背放在大腿或膝蓋上，手掌朝向天空。

　　重要的是必須維持食指的輕微壓力，讓食指與拇指根部不會失去接觸。

　　你在「急救用手印」章節中，也會看到這個手印。

　　而這裡的心是指「火燒心」的胃食道逆流，指的是消化系統而不是心臟。

耳朵不適用的手印

　　舉例來說，因為氣流、飛機的壓力、起飛或降落時……或各種耳朵不適的情況。

空之手印（Shunya Mudra）(天空之印)

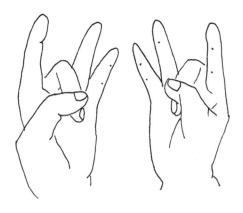

手勢
- 彎曲兩手的中指直到碰到拇指根部的肌肉，拇指輕壓中指的第一指關節，使中指能與拇指根部肌肉維持接觸。
- 其他手指維持伸直但不僵硬的狀態。

　　這個手印，是針對所有耳朵問題最理想的手印。它也是有助於傾聽自身內部聲音的手勢。

　　為了增加它的效果，應要再加上**觸空手印**（Akasha Mudra）的練習。

觸空手印（Akasha Mudra）（接觸虛空之印）

為了將**空**元素的組成達到平衡，要仰賴耳朵。因為沒有空間，就沒有聲音。

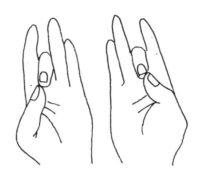

手勢

- 彎曲中指，與大拇指接在一起。
- 感覺兩指之間有力的接觸。
- 雙手放在大腿或膝蓋上，手掌朝向天空。

最後以**生命力手印**，這個充滿能量的OK繃作結尾。它可以讓所有手印練習的效應維持更久時間，**生命力手印**，它能如發電機一般，活化在身體內循環的能量，如預期地產生新的力量與能量。

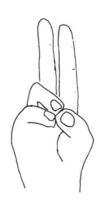

腹部不適用的手印

便秘、腹瀉、脹氣、胃痛、生理痛……

便秘

排洩手印（Apanayana Mudra）(排洩的媒介)

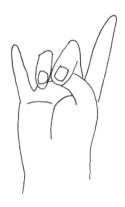

手勢
- 將中指和無名指放在拇指上，其他手指保持伸直。
- 又或者是先握拳，把拇指握在拳頭裡，再伸出食指及小指。
- 將手背放在大腿或膝蓋上。

　　排洩手印能安撫拇指代表的**火**元素，拇指分別在代表**空**及**土**元素的中指及無名指之下。**火**元素會引起直腸激燥的問題，使問題在腹瀉、便秘、絞痛間切換。

　　這個手印能延長吐氣，使得呼吸下降到腹部，能緩和地按摩內部器官，減少壓力。

　　排洩手印對於減輕直腸激燥，及腹部絞痛很有效果。

腹瀉

腹輪手印（Anamika Mudra）（無名指的手勢）

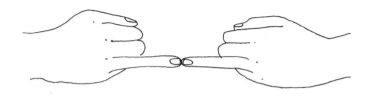

手勢
- 將無名指指尖相碰，確切感受到有力的接觸。
- 其他手指可以保持彎曲，或伸直不相碰的狀態。

　　這個手印不只把能量帶到下背部，還把能量帶到整個第二能量中心定義的範圍：腹部和骨盆。

　　它是個聰明的能量，可針對不平衡之處作用。

腎臟手印（Vrikka Mudra）（腎臟的手勢）

手勢
- 小指和無名指放在拇指根部。
- 拇指壓在這兩指之上，維持它們的位置。
- 不要和**生命力手印**混淆了。

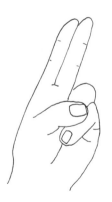

　　腎臟手印顧名思義就是和腎臟有關的手印。它能作用於身體內的水，使腸道內多餘的水可重新被吸收，因而減輕腹瀉。

脹氣

下行氣手印（Apana Mudra）
（幫助排洩的手勢）

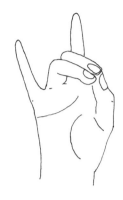

手勢
- 將拇指、中指及無名指的指尖接在一起。
- 其他手指保持伸直且放鬆的狀態。
- 將手背放在大腿或膝蓋上。

　　下行氣手印能讓毒素及廢棄物往體外排洩。

氣手印（Vayu Mudra）（寧靜河流的手勢）

手勢
- 食指放在拇指根部。
- 拇指壓在食指之上。

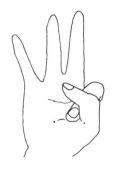

　　氣手印對於解放體內引起疼痛的過多氣體非常有效果。有時也會引起打哈欠和打嗝，以釋放體內多餘的**氣**。它對所有消化問題都有幫助，別忘了，脹氣主要就是因為消化不良，在腸道內產生氣體導致的。

生理痛（經期症候群）／腹部絞痛

本源手印（Yoni Mudra）（源頭的手勢）

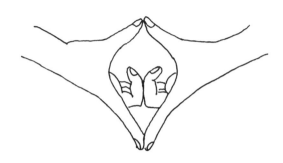

手勢
- 左右手的拇指和食指接觸。
- 將其他手指彎折進掌心，不要互相交扣。
- 雙手放在下腹前方。

　　有許多**本源手印**的變化手勢。這個本源手印主要是針對腹部絞痛及所有和女性器官有關的疼痛。

　　男性若是感到與前列腺有關的疼痛的話，也可以練習此手印。

喉嚨痛用的手印

開悟手印（Uttarabodhi Mudra）(開悟源頭的手勢)

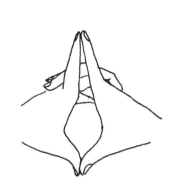

手勢

- 將雙手如**合十手印**一般，手掌合十，放在胃及胸骨前方。
- 食指與拇指伸直，其他手指互相交扣。拇指可以碰到胸骨。
- 接著，轉一下手勢，讓食指指向喉嚨。

這個手印能發展免疫系統，有助呼吸及舒緩喉嚨不適。

失聲用的手印

上升氣手印（Udana Mudra）
（表達的手勢）

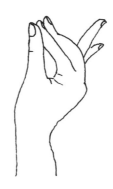

手勢

- 將食指放在拇指上，接著中指放在食指上。
- 無名指和小指維持伸直且放鬆狀態。
- 雙手放在大腿或膝蓋上，手掌朝向天空。

此手印能活化「表達」的**空**元素，得以清楚地表達自己。

接下來做
貝殼手印（Shankha Mudra）（貝殼之印）

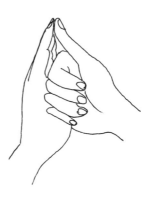

手勢

- 緊緊地將左手拇指放在右手掌心中。
- 右手握拳。
- 再用左手的其他手指環住右手拳頭。
- 讓右手拇指能碰到左手食指及中指。

肌肉痠痛用的手印

金鋼手印（Vajra Mudra）(打雷的手勢)

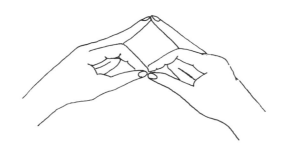

手勢
- 雙手各自以食指及拇指接成圈，像**意識手印**一般。
- 雙手互相靠近，直到雙手食指及拇指相碰。
- 雙手中指伸直，且同樣互碰。
- 無名指及小指向掌心彎曲。

　　這個手印能將能量帶到身體的中心，接著將其擴散到肌肉痠痛及長年疼痛的部位，用來舒緩症狀。

因牙關太緊造成下巴不適用的手印

根輪手印（Muladhara Chakra Mudra）（根部的手勢）

你也可以在「用來找回平衡的手印」（P94）看到**根輪手印**。

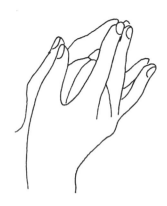

手勢
- 雙手中指在第二關節處彎折相碰，小指、無名指、食指伸直，且指尖相碰。
- 雙手拇指並排靠著，放於食指上。
- 手指可以朝向天空或朝向前方。
- 你可以自己決定最好的姿勢。

　　根輪手印能細膩地將骨盆中移位的骨頭歸位。骨盆及下顎的骨頭在能量上是互相連結的（這是助產士的小祕密）。這個手印因而能有助於放鬆下巴的肌肉。

流鼻水用的手印

貝殼手印（Shankha Mudra）（貝殼手印）

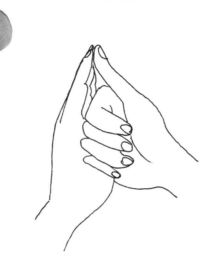

手勢

- 緊緊地將左手拇指放在右手掌心中。
- 右手握拳。
- 再用左手的其他手指環住右手拳頭。
- 讓右手拇指能碰到左手食指及中指。

　　這個手印和貝殼形狀很像：在梵文中「*Shankha* 」指的即是貝殼。在古時，智者說，通過吹氣進入貝殼，人們可以傳送有益的振動到周遭空間，並因此得到療效。

水手印（Varuna Mudra）（水神之印）

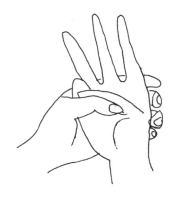

手勢

- 將右手小指以右手拇指壓在拇指根部的位置。
- 將左手包著右手，左手拇指壓在右手拇指上，用來協助右手小指於右手拇指根部的固定。
- 右手其他手指放鬆，而左手其他手指則輕柔地包住右手，就像捧著一個非常貴重的東西似的。

治療用法

　　每天三次，一次做一小段時間，合計45分鐘，可在水手印之後接著練習**生命力手印**幾分鐘。

　　當體內有過多的黏液，例如感冒、流行性感冒或過敏時，適合練習**水手印**。**水手印**能幫助體內液體平衡。這個手印在體內液體過多或是過少時，皆有助益。

眼睛或鼻子癢用的手印

凝視虛無手印（Bhuchari Mudra）（觀察虛無的手勢）

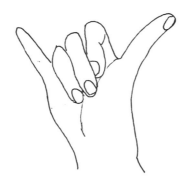

手勢

- 讓自己舒適地坐著。
- 閉上眼精，且放鬆整個身體。
- 緩慢且深深地呼吸。
- 接著，緩慢地睜開你的眼睛。
- 舉起右手至與臉同高
    - 食指、中指、無名指朝掌心彎折。
    - 拇指與小指保持伸直。
    - 拇指碰觸上唇。
- 將眼神專注在小指的指尖
    - 儘可能地不要眨眼。
    - 維持眼神專注於小指上。

　　就身體結構上而言，這個手印可調節頸部和眼睛的肌肉。它可以消除眼睛疲勞，清通鼻竇並清潔淚道。

感冒呼吸不順用的手印

支氣管手印（Madhyama Svara Pranayama Mudra）（開啟支氣管的手勢）

手勢

● 雙手中指彎折以指甲相碰，其他手指伸直朝天，手掌因中指的手勢產生空間而互相遠離。

　　這個手印可在支氣管中創造出開口，活化肺部呼吸，同時增進肺活量。**支氣管手印**是種可用來擴張肋骨架的手勢。有節奏的呼吸運動可輕柔地按摩用來呼吸的肌肉，助於解除這些有時來自深層的肌肉張力。

心輪手印（Tarjani Mudra）（食指的手勢）

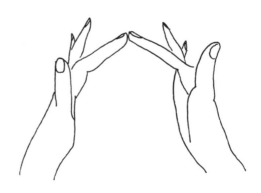

手勢

● 雙手食指的指尖相接。

　　這個手勢帶來開放性和明晰度，提供能量，活化上胸部和肋骨的呼吸，給人呼吸道通暢的感覺。

調整時差用的手印

土手印（Prithivi Mudra）（土及紮根的手勢）

　　時差正是讓我們感到不平衡、失去根基，或是希望直接把自己插在接地插座般牢牢固定的時刻

　　此時非常建議練習經測試且被認可的**土手印**。

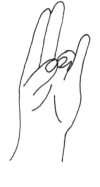

手勢
- 將拇指及無名指輕壓在一起，其他手指保持伸直但有彈性的狀態。
- 將雙手放在大腿或膝蓋上。

　　想增加這個手印的效果的話，請用赤腳走路，甚至在飯店房間、草地上、公園裡都可以……你也可以在「用來找回平衡的手印」（P93），看到**土手印**的細節。

觸地手印（Bhu Mudra）（以地為見證的手勢）

手勢
- 這是個必須兩手都使用的手印。
- 小指與無名指彎折於掌心，與拇指指尖相觸，食指及中指保持伸直且向外指。
- 雙臂在身體兩側，食指和中指指向地面。

　　指向地面的食指及中指就像拋出一個錨一般。這兩隻手指分別代表了**氣**及**空**元素。當手印如此朝著地面方向指去時，就好像你真的降落在「新」土地上一樣，從而減少了因旅行造成的時差影響。

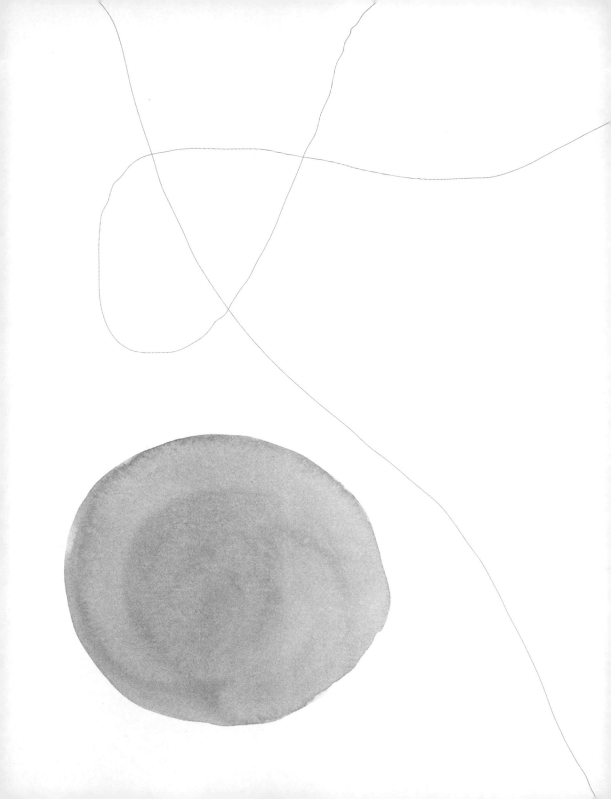

讓生命更美好
且隨時可練習
的手印

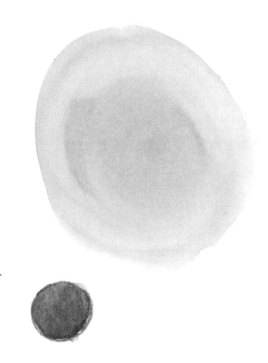

冬天失去陽光時
可照亮內心的手印

三相神手印（Trimurti Mudra）（三相神的手勢）

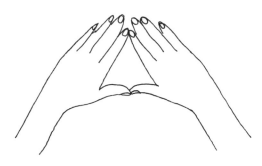

手勢
- 雙手拇指及食指互接，圍成三角形。
- 將雙臂放在面前，想像陽光經由手指圍成的三角形給予太陽神經叢養分，並將光亮帶到你的生活中。
- 想像在手指圍成的三角形中的陽光。
- 保持這個手勢，持續幾個呼吸。
- 接著將雙手放在太陽神經叢上。

　　這個手印是一連串動作的小儀式：
- 由**合十手印**開始，雙手相接。
- 像打開一本書，一本你的生命之書一般地打開雙手。
- 轉動手的方向，使手指朝向身體。
- 繼續轉向，讓拇指及食指形成一個三角形。
- 想像在你手指圍成的三角形中的陽光。
- 保持這個手勢，持續幾個呼吸。
- 接著將雙手放在太陽神經叢上。

蓮花合十手印（Padma Namaskara Mudra）的儀式

瑜伽傳統將人比喻成蓮花。
蓮花向土元素紮根。
它在**水**元素中長出莖。
它朝著**火**元素生長。
它在**氣**元素中綻放花瓣。
它向著代表**空**元素的天空綻開。

就像植物需要土、水、熱量、空氣和空間才能生存一樣，
每個人也需要這些基本元素來生存。
就像在花瓶中生長的蓮花一樣，
在陽光下綻放出純淨且無與倫比的美麗，
人類的真實本性是純淨且明亮的。

Padma 在梵文中是蓮花的意思。

蓮花合十手印是藉由一系列手印，像是優雅的芭蕾舞，或是力量、意識及存在的召喚者一般，經由不同脈輪，經過這些精妙的能量中心的朝聖之旅……每個手勢能各自喚出土、**水**、**火**、**氣**、**空**元素的特性……

我們以坐姿從可碰到面前地面的指尖開始，然後逐漸地，將手和手臂在身體前方漸漸高舉，到舉起至額頭的**蓮花手印**（Padma Mudra），再到雙臂高舉過頭的**心手印**（Ananta Mudra）。

合十指地手印（Anjali Bhumi Mudra）
對土地的致意與尊重

手勢
● 雙手手背互碰，雙臂互相靠近。

開放……純淨……自由

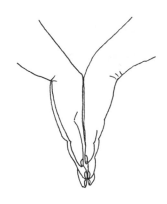

下朝手印（Adhomukha Mudra）
對內在之火的致意與尊重

手勢
● 手指背互碰。
● 拇指朝著肚臍。

靈感……
領悟……
自信……

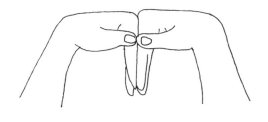

全心手印（Purna Hridaya Mudra）
對內心的神聖之空的致意與尊重

手勢
● 以手指形成心型。

歡迎……
領悟……
同情……

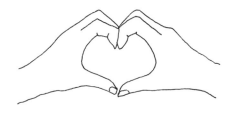

合十手印（Anjali Mudra）
對內心主人的致意與尊重

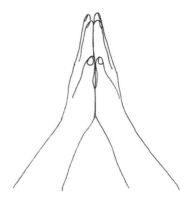

手勢
- 手掌合十。

和諧……
平靜……
安靜……

蓮花手印（Padma Mudra）
對內心的神聖之空的致意與尊重

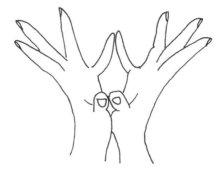

手勢
- 拇指與小指成對互接。
- 其他手指打開。

安靜……
寧靜……
感恩……

心手印（Ananta Mudra）
對意識的致意與尊重

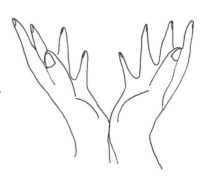

手勢
- 所有手指擺出像盛開的花的花瓣一般。
- 手腕接在一起。

寧靜……美麗……幸福……

接著我們再倒著順序，從心手印開始，逐一回到**合十指地手印**。

心手印（Ananta Mudra）

手勢

● 在頭頂上，用來感知意識的一體性……

蓮花手印（Padma Mudra）

手勢

● 額頭的位置，用來照亮精神、思想及最高感受之心……

合十手印（Anjali Mudra）

手勢

● 在喉嚨的位置，用來表達最具本質的真理……

全心手印（Purna Hridaya Mudra）

手勢

● 在胸口心臟前的位置，用來有意識地且在當下專心地行動……

下朝手印（Adhomukha Mudra）

手勢

● 在肚臍的位置，在太陽神經叢前方，用來發散寧靜的力量……

自信……

合十指地手印（Anjali Bhumi Mudra）

手勢

● 雙手手背互碰，雙臂互相靠近。

開放……

純淨……

自由……

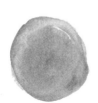

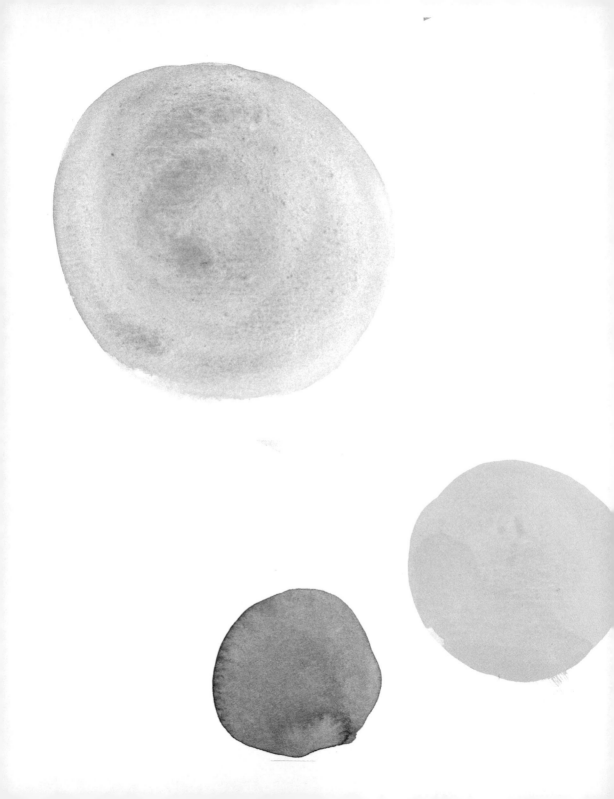

手印及神靈

在印度，神靈代表我們的內心力量。
有些手印是以這些力量來命名。
我們在練習這些手印時，腦中一邊想著祂們，可活化其力量。

舉例來說：
火手印（Agni Mudra），火之神
梵天手印（Brahma Mudra），喚醒創造之神
象神手印（Ganesha Mudra），除去障礙之神
時神手印（Kaleswara Mudra），時間的主人
卡利手印（Kali Mudra），除去害怕及懷疑的女神
豐盛手印（Kubera Mudra），豐盛和財富之神
幸運女神手印（Lakshmi Mudra），幸運、財富、恩典的女神
摩登伽女手印（Matangi Mudra），內在和諧的守護者
明目手印（Rudra Mudra），暴風雨之神
能量手印（Shakti Mudra），創造力能量的女神
山姆迦手印（ShanMukha Mudra），五感及心靈的守護者
太陽手印（Surya Mudra），太陽之神。

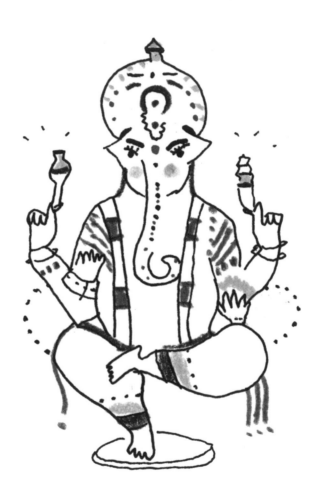

「萬物一體」的真言（Om Gam Ganapataye Namaha！）

是對象神深切且尊敬的致意，
是在我們每個人身上都存在的智慧與光明的種子，
是股可以消除在我們路上所有障礙的寧靜力量。

給智慧大師，瑜伽大師
以及教授我們的大師們，
深深的敬意與感激。

他們毫不保留地分享自己的熱情和知識。
我們向他們的清晰、強大和深入的教導致敬。

願這幾頁
使你更接近他們的教導和智慧。
願你能得到益處，並能充分享受你的人生旅程。

這是我們希望大家能得到的恩典。

願內心的平靜與你同在。

茱莉葉・都瑪＆洛卡娜・松赫葛黑

手印索引

無懼心手印（Abhaya Hridaya Mudra）56, 57

無畏手印（Abhaya Mudra）81

後腰手印（Adho Merudanda Mudra）160

下朝手印（Adhomukha Mudra）169, 190, 192

自信手印（Ahamkara Mudra）127

觸空手印（Akasha Mudra）171, 172

腹輪手印（Anamika Mudra）163, 168, 174

心手印（Ananta Mudra）192

無限手印（Ananta Prajna Mudra）69, 70

喉輪手印（angushtha Mudra）163, 167

合十指地手印（Anjali Bhumi Mudra）190, 193

合十手印（Anjali Mudra）42, 43, 44, 56, 58, 71, 72, 79, 86, 157, 191, 192

背手印（Anudandi Mudra）160

方向手印（Anushana Mudra）66, 67

下行氣手印（Apana Mudra）49, 175

心之手印（Apana Vayu Mudra）159, 170

排洩手印（Apanayana Mudra）173

寶馬手印（Ashva Ratna Mudra）128

憤怒手印（Bhairava Mudra）101

雄蜂手印（Bhramara Mudra）112

觸地手印（Bhu Mudra）45, 185

凝視虛無手印（Bhuchari Mudra）183

指地手印（Bhumi Mudra）80

菩提手印（Budhi Mudra）46

輪手印（Chakra Mudra）72, 73

和解輪手印（Chakra Ratna Mudra）106

意識手印（Chin Mudra）26, 27, 47

外轉法輪手印（Dharma Chakra Mudra）131

大象神手印（Ganapa Mudra）149

象神手印（Ganesha Mudra）79

金鷹手印（Garuda Mudra）64

結手印（Granthita Mudra）134

哈基尼手印（Hakini Mudra）92, 163

內在微笑手印（Hansi Mudra）87

心臟手印（Hridayaya Mudra）40

智慧手印（Jnana Mudra）27

時神手印（Kaleswara Mudra）71

卡利手印（Kali Mudra）146

小指手印（Kanishtha Mudra）22, 139, 163, 168

微笑佛陀手印（Kapithaka Mudra）65, 66

契合手印（Kilaka Mudra）57

放開手印（Kshepana Mudra）104

豐盛手印（Kubera Mudra）67, 68

海龜手印（Kurma Mudra）115

林伽手印（Linga Mudra）164

臍輪手印（Madhyama Mudra）47, 163, 167, 169

支氣管手印（Madhyama Svara Pranayama Mudra）184

大頭手印（Mahasirsha Mudra）166

能量點手印（Marma Mudra）164

摩登伽女手印（Matangi Mudra）147

游魚手印（Matsya Mudra）114

脊背手印（Merudanda Mudra）161

臂手印（Mudgaram Mudra）126

花苞手印（Mukula Mudra）156

根輪手印（Muladhara Chakra Mudra）23, 94, 180

化身手印（Murti Mudra）140

拳手印（Mushti Mudra）98

蛇神手印（Naga Mudra）123

睡眠手印（Nidra Mudra）52

涅槃手印（Nirvana Mudra）135

蓮花手印（Padma Mudra）191

蓮花合十手印（Padma Namaskara Mudra）189

帕里瓦坦手印（Parivartan Mudra）54

生命力手印（Prana Mudra）49, 120, 155, 164, 172

投降手印（Pranidhana Mudra）137

土手印（Prithivi Mudra）46, 93, 185

全心手印（Purna Hridaya Mudra）100, 190, 192

普善手印（Pushan Mudra）50

明目手印（Rudra Mudra）118

簡易海螺手印（Sahadja Shanka Mudra）124

夏可喜手印（Sakshi Mudra）109

三補咤手印（Samputa Mudra）41

意念手印（Sankalpa Mudra）41

能量手印（Shakti Mudra）53

冥想能量手印（Shakti Prana Mudra）43

釋迦牟尼手印（Shakyamuni Mudra）88

貝殼手印（Shankha Mudra）178, 181

海螺之心手印（Shankhavarta Mudra）105

濕婆神石手印（Shivalingam Mudra）165

空之手印（Shunya Mudra）171

天堂階梯手印（Sopana Svarga Mudra）86

解脫之心手印（Sri Hridaya Mudra）52

太陽手印（Surya Mudra）119

手之心手印（Talahridaya Mudra）110

心輪手印（tarjani Mudra）163, 167, 184

心輪手印（Tarjani Mudra）184

三相神手印（Trimurti Mudra）188

上升氣手印（Udana Mudra）48, 50, 178

上脊背手印（Urdhwa Merudanda Mudra）162

曙光手印（Ushas Mudra）24, 143, 158

開悟手印（Uttarabodhi Mudra）177

盔甲手印（Vaikhara Mudra）78

金鋼手印（Vajra Mudra）179

不動信心手印（Vajrapradama Mudra）83

水手印（Varuna Mudra）182

氣手印（Vayu Mudra）141, 175

毗濕奴之盾手印（Vishnukavaca Mudra）59

腎臟手印（Vrikka Mudra）174

遍行氣手印（Vyana Mudra）49, 130

本源手印（Yoni Mudra）176

症狀索引

接受（那些不想接受的事物）128-133

適應各種情況 114-118

安撫夜間焦慮 56-60

抗壓 139-144

前進 134-138

脹氣 175

平息憤怒 96-102

增強自信 122-127

肌肉痠痛 179

腹部絞痛 176

培養快樂 64

脫離困境 134-138

腹瀉 174

後腰疼痛 160

上背疼痛 162

一般背痛 160

背部中央疼痛 161

背部保健 163

紓解某個特定部位的疼痛 154

哭鬧的孩子 22

重新找回平衡 90-95

平衡身體 157

克服恐懼 75-84

消除疲勞 117-121

感覺冷 164-165

管理及安撫情緒狀態 63

喉嚨痛 177

調整時差 185

放手（事物）128-133

照亮內心 188

下巴疼痛 180

胃部不適 169

背痛 23

舒緩日常小疼痛 153-185

流鼻水 181

鼻子癢 183

最佳化能量 69

耳朵疼痛 171

寬恕 103-107

更有耐心 108-111

對負面想法提供正面思考 145-150

急救 159

呼吸困難 184

感冒 184

上午日常 40-45

用來活化土、水、火、氣、空元素 46-48

用來平衡一整天的能量運動 49-51

一般保健 155

救援 159

失眠 52

壓力 22

生理痛（經期症候群）176

刺激免疫系統 158

頭痛 166

治頭痛的儀式 167

減輕悲傷 85-89

腹部不適 173

讓生命更美好 187-193

失聲 178

眼睛癢 183

參考文獻

Bansal V. K., *Formation et communication personnelle*,
New Delhi, Inde, 2006

Caroll Cain and Revital, *Mudras of India,*
A Comprehensive Guide to the Hand Gestures of Yoga and Indian Dance, Singing
Dragon, 2012

Chiplunkar, S.K., *Mudras and Health Perspectives*, Abhijit Prakashan, 2008

Dharma Singh Khalsa, Cameron Stauth, *Meditation as Medicine*,
Pocket Books, 2001

Hirschi Gertrud, *Les Mudras. Le Yoga au bout des doigts*,
Le courrier du Livre, 2000

LePage Lilian et Joseph, *Integrative Yoga Therapy*,
Notes de cours, 2004

Sharma S.R., *Formation et communication personnelle*,
Ahmednagar, Inde, 2006 à 2009

Swami Saradananda, *Mudras for Modern Life*, Watking Publishing, 2015

Villecroix Stéphanie et Serge, *Mudrâ. Le geste qui soigne*, Vivez Soleil, 1996

Vincent Philippe, *Une gestuelle énergétique : les Mudrâs*,
Le Souffle d'Or, 1998

Vincent Philippe, *Communication personnelle*,
Rencontre et echange privés, 2016-2017

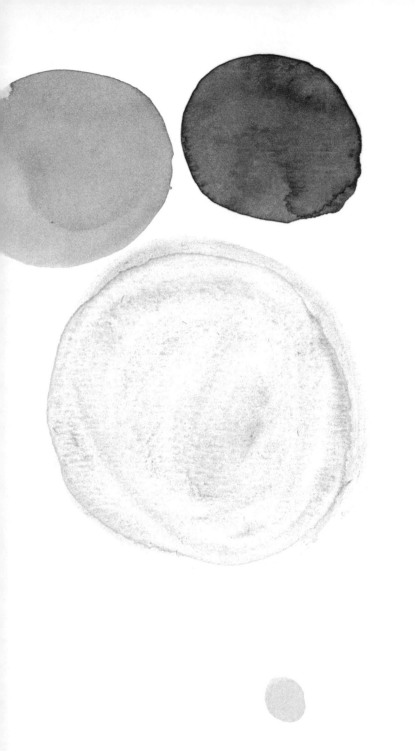

致謝

給我的兒子格雷古瓦（Grégoire）、給我親愛的父母、我的家人、我的姐妹艾麗絲（Élise）及我的外甥女安德列亞（Andréa）。

特別感謝從一開始就支持著本書計畫的艾樂蒂‧迦哈夢（Elodie Garamond）及希瑪‧布及德（Ryma Bouzid），感謝松赫葛黑在最初就答應我，且教授我所有手印的知識，也感謝菲內翁。

都瑪

感謝斯瓦米‧須哈達農達（Swami Shraddhananda），及瑜伽大師克勞德‧帕薩胡（Claude Passaro），前者鼓勵我走上勝王瑜伽（Raja yoga）的道路，而後者懂得如何引起我的好奇心，使我能超越自我。

感謝我的生命伴侶德尼‧拉法蘭斯（Denis LaFrance）的支持和耐心。就是他的耐心，給了我所有發展所必須的空間。他是帶著我飛翔的翼下之風。

感謝所有教導過我，及將他們的知識，有熱忱且慷慨地傳授給我的人。那些在課堂上、工作室、短期課程、訓練課程中的所有學生，教會了我要一點一點更接近自己的本質。

感謝本書的共同作者都瑪，以她的筆，讓本書誕生。她的寫作、描述及排列的方式，都使我對這些狀態的細節，和實際造成的改變感到驚訝不已。她幫助我讓一些解釋更加清楚明白。我永遠感激她。

感謝布及德在第一次見面時，就相信這個計畫，且在整個編輯過程中都持續支持著它。

松赫葛黑

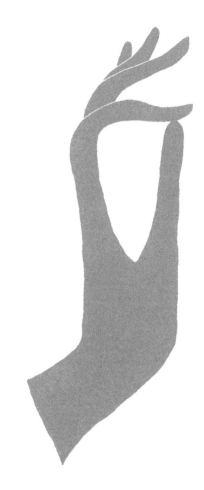

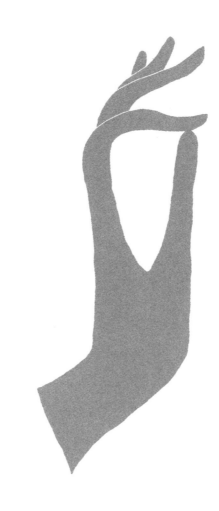